Introduction

Il n'existait pas jusqu'à présent de livre qui traite le poppers dans son ensemble.

Le poppers est pourtant un produit grand public consommé par une bonne partie de la population. J'ai décidé de combler ce manque et de tenter de répondre aux questions que l'on peut se poser sur le poppers.

Ce livre se divise en trois parties :

- la première traite du poppers en général et vous guide pour mieux comprendre ce qu'il est et où l'acheter.
- La seconde vous détaille les interactions entre votre santé et le poppers
- Enfin, la dernière vous explique par le menu comment fabriquer votre poppers chez vous : c'est faisable mais cela reste compliqué.

Sommaire

Le poppers : questions générales

Votre santé et le poppers

La recette du poppers : amateurs et débutants, passez votre chemin

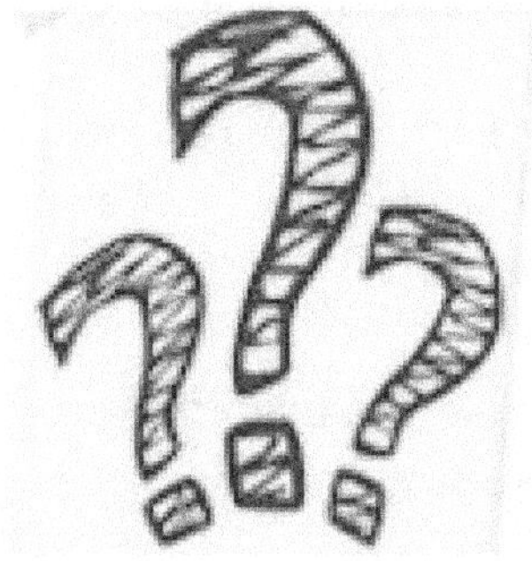

Le poppers est un produit utilisé pour aider à se détendre quand on fait l'amour. Il provoque l'euphorie, l'excitation sexuelle, la décontraction anale et brise les tabous. Il est souvent respiré lors de la sodomie pour faciliter la pénétration.

Le poppers est aussi appelé nitrite d'amyle par les scientifiques. C'est un inhalant, soit un produit qui se respire, appartenant à la grande famille des nitrites d'alkyle.

Attention à ne pas confondre le nitrite d'amyle ou poppers et le nitrate d'amyle : le nitrate d'amyle est un additif pour le diesel ! Rien à voir donc !

L'histoire du poppers débute en 1844 avec la première synthèse réussie par un Français, le chimiste Antoine Balard. L'Ecossais Thomas Lauder Brunton découvre en 1867 que cette molécule est utile pour traiter les angines de poitrine et les problèmes cardiaques. On remarque ensuite que le poppers est aussi très efficace contre les empoisonnements au cyanure.

Le nitrite d'amyle se présente alors sous forme d'ampoule en verre à casser puis à respirer. Toutefois, ce médicament voit son succès obscurci par l'arrivée de molécules plus efficaces. Il existe toujours aujourd'hui mais est peu prescrit.

Son usage a depuis été détourné d'abord par l'armée puis par la mafia qui le vend à la communauté gay comme un complément idéal au sexe.
C'est à ce moment là qu'il prend la forme que nous lui connaissons actuellement, celle d'un liquide transparent dans une petite bouteille.

Lisez le chapitre sur l'histoire du poppers pour connaître tous les détails.

1.1 Comment ça marche ?

En tant que vasodilatateur, soit qui dilate les vaisseaux sanguins, le nitrite d'amyle permet au sang de mieux circuler. Il soulage les troubles respiratoires et diminue la pression artérielle quand elle est trop importante.

Ce liquide s'évapore au contact de l'air, ce sont ses vapeurs que nous respirons et qui produisent un effet vasodilatateur sur nos vaisseaux sanguins.

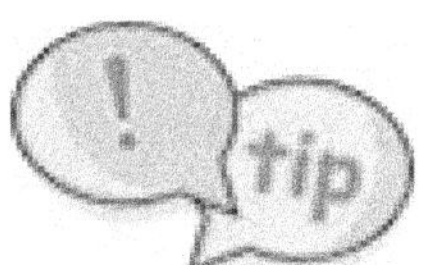

Le poppers est facile à utiliser mais il est fragile. Il se dégrade au contact de l'eau contenue dans l'air, au contact de la lumière et à celui de la chaleur. Mettez-le donc le moins possible en contact avec ces différentes sources.

1.2 Les précautions à prendre

Comme tout produit à inhaler, vous devez, avant toute utilisation, connaître les précautions à prendre et à garder en tête à chaque fois que vous y aurez recours.

Quatre points essentiels à ne jamais oublier :

- Ne buvez pas le poppers, il est mortel.
- Ne le mettez pas en contact avec les yeux ou la peau, il brûle. Les dermatologues appellent d'ailleurs poppers dermatite ou dermatitis les petites croûtes jaunes au coin du nez ou sur les lèvres des utilisateurs qui ont malencontreusement reçu une giclée de nitrite d'amyle sur la peau. Reportez-vous au chapitre « *Comment soigner un poppers dermatitis ou les croûtes jaunes* » pour apprendre comment le soigner.
- Comme le poppers accélère le rythme cardiaque, il est **déconseillé de prendre du poppers avec un autre produit excitant** comme le café, ou d'en consommer si vous avez des soucis de tension.
- Ne mélangez pas le poppers et le Viagra® c''est potentiellement mortel
- Enfin le poppers est **interdit aux mineurs**.

1.3 Les effets du poppers

Les effets du poppers sont connus et documentés :

- L'euphorie
- La tête qui tourne
- Une bouffée de chaleur et des picotements
- L'excitation sexuelle
- Des sensations exacerbées et une conscience accrue de ce qui se passe
- La relaxation des muscles lisses, dont les muscles anaux
- La vasodilatation
- Une accélération cardiaque

Le poppers est rapidement absorbé dans le système sanguin, il ne lui faut, en effet, pas plus d'une quinzaine de secondes pour atteindre le cerveau après avoir été inhalé.

L'effet primaire est souvent décrit comme une claque, une importante bouffée de chaleur au niveau de la tête. Il dure entre 2 et 5 minutes selon que vous avez respiré un poppers fabriqué avec, de la molécule la plus faible à la plus forte, de l'isopropyle, de l'isobutyle, de l'amyle ou du pentyle

Ce sont les 4 molécules présentes dans les flacons de poppers..

Toutefois, depuis le 1er janvier 2017, il est illégal de fabriquer et de commercialiser de l'isobutyle dans l'Union Européenne.

Le poppers crée une vasodilatation des vaisseaux sanguins et donc une baisse de la pression sanguine.

Pour maintenir la pression sanguine, le coeur est obligé de battre beaucoup plus vite, pour maintenir l'oxygénation du corps et que ce dernier fonctionne bien. On se sent alors un peu malade et on a le visage tout rouge. La dilatation des vaisseaux sanguins crée au contraire une augmentation de la pression du cerveau. Entouré par notre crâne, il ne peut pas se dilater. Cela pourrait être la raison de l'euphorie qu'expérimentent les utilisateurs de poppers. Puis le poppers va provoquer une relaxation involontaire des muscles.

Enfin, il existe des effets psychologiques : tout dépend de ce que vous en attendez, de la quantité de poppers que vous respirez, de la réponse de votre corps et de votre état de santé ou de fatigue quand vous prenez du poppers.

Cela va des maux de tête, à la nausée, à une totale félicité où vous ne touchez plus terre. L'action du poppers sur notre psychologie est encore incomprise, mais ses effets sont bien là.

Le poppers n'est pas une drogue et n'entraîne pas de dépendance.

Certains l'associent parfois à d'autres produits comme le cannabis pour accroître ses effets.

1.4 Quels sont les effets secondaires potentiellement néfastes du poppers sur la santé ?

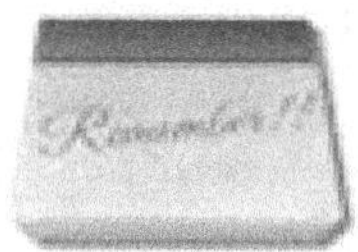

Pour tout effet secondaire constaté, les seules solutions sont du repos et une diminution des doses de poppers que vous respirez.

- L'effet secondaire désagréable le plus souvent constaté est le mal de tête, notamment pour le poppers à l'isopropyle. On vous en parlera souvent. Mais vous vous rendrez aussi compte que mal de crâne ou non, les gens continuent d'en respirer.
- Autre effet secondaire, plus rare, la nausée évoquée plus haut et une perte temporaire de l'érection.
- Certains utilisateurs toussent et crachent comme s'ils étaient enrhumés. C'est un mécanisme protecteur du corps pour évacuer les fumées du poppers qui irritent l'organisme ou brûlent les muqueuses fragiles présentes dans la gorge, les poumons et le nez.

L'un de ces effets peut aussi être dû à la formulation d'un produit ou à de mauvaises conditions de production, de stockage ou de transport.

Attention
- Des personnes souffrant d'anémie, de glaucome, de soucis hyperthyroïdien ou d'une pression sanguine trop élevée ou qui ont des problèmes cardiaques ou des blessures à la tête ont plus de chances d'avoir des problèmes de santé en utilisant du poppers.
- De même, les femmes enceintes ne doivent pas utiliser de poppers car cette substance passe la barrière placentaire et peut créer des dommages au fœtus.
- Après 60 ans, des réactions négatives et des effets secondaires peuvent être plus fréquents .

Enfin une minorité d'utilisateurs de poppers constatent la présence de cercles jaunes dans leurs champs de vision. C'est très rare, cela arrive quand vous avez trop respiré de poppers. Un arrêt immédiat s'impose. Ces cercles disparaissent mais on note aussi de rares cas de personnes qui les conservent.

1.5 Le poppers et le sexe

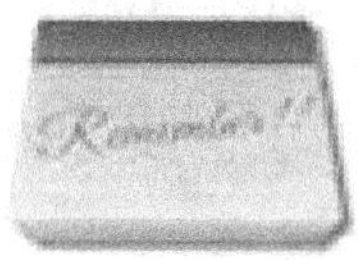

Durant les préliminaires, le poppers a un effet désinhibant et il accroit la sensibilité du corps de son utilisateur.

Vous êtes alors totalement absorbé par les caresses, jeux de langue, de mains et de pieds, les massages de votre partenaire. Vous avez envie de toucher, de contact.

Et votre excitation est exacerbée. Vous vous abandonnez et vous concentrez sur votre plaisir beaucoup plus facilement.

A terme, cela peut aussi devenir un repère psychologique pour votre cerveau qui associe le poppers à des préliminaires torrides pendant lesquels rien d'autre ne compte en dehors du moment présent.

Pendant que vous faites l'amour, la pénétration est facilitée, les utilisateurs expliquent qu'ils ont à la fois l'impression d'être rempli par le sexe de leur partenaire et d'être attrapé sans pouvoir s'échapper. Les muscles sont bien plus détendus, ce qui provoque moins de douleurs lors de la pénétration ou de la sodomie, et la perception décuple les sensations ressenties.

Le poppers est idéal pour le sexe anal, mais aussi pour atteindre l'orgasme et la jouissance de manière plus rapide.

Le poppers désinhibe, on est donc bien plus à même de parler et de manifester sa jouissance, son plaisir par des cris et des râles mais aussi de demander des choses à son partenaire, comme des positions un peu osées ou un langage plus cru.

L'orgasme apparait comme plus long, plus intense et plus exaltant.

2. Quels poppers privilégier ?

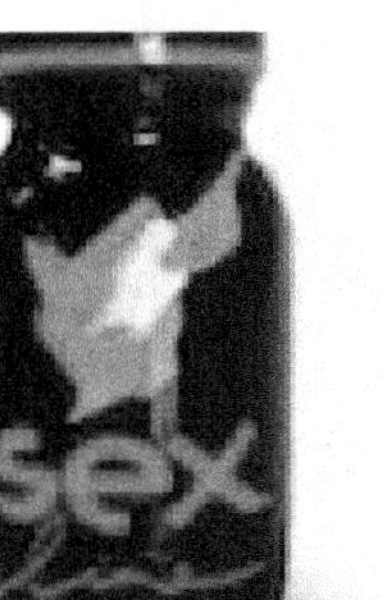
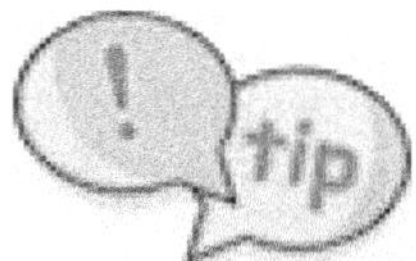

Un conseil ? Privilégiez l'amyle (si vous en trouvez) ou le nitrite de pentyle (pour les amateurs de sensations fortes).

Pour l'amyle, tournez-vous vers le Sexline Rouge, qui est fabriqué en France, le Jungle Juice Black Label, le Jungle Juice Gold Label ou Amyl.

En ce qui concerne le pentyle, c'est l'abondance. Les poppers portent les noms d'Adler, d'Elix Penthyl, de Faust, de Super Rush Black Label, d'Amsterdam Black Label, de King ou encore de Gold Rush.

On trouve surtout des poppers à l'isopropyle, car le nitrite d'amyle est soit interdit soit exclusivement vendu sur ordonnance.

- Ainsi au Royaume-Uni, aux USA, est-il illégal d'avoir du nitrite d'amyle sur soi sans aucune prescription médicale. En Grande Bretagne, le nitrite d'amyle est réglementé en vertu du 1968 Medicines Act.
- Quelques pays n'ont pas ces règles, dont la France, où vous trouvez du poppers au nitrite d'amyle facilement en ligne.
- Dans les pays plus restrictifs, qui les considèrent comme une drogue, ils se cachent sous le nom de parfum d'intérieur, solvant pour bande magnétique, nettoyant pour le cuir, liquide de nettoyage pour tête vidéo.

Mais ne vous y trompez pas, cela reste du poppers.

Autre problème, comme le poppers y est illégal, un marché noir parallèle s'est développé avec des copies, des faux poppers aux qualités très variables !

Ainsi des marques comme Rush ou Jungle Juice ont subi de plein fouet le marché de la copie depuis des années et les consommateurs aussi. Beaucoup clament leur désarroi ou leur colère de ne plus trouver des produits de qualité. En outre, les fabricants ont aussi dû changer leur formule pour être toujours commercialisés, au grand dam des consommateurs, passant du nitrite d'amyle très efficace à l'isopropyle, moins puissant.

On trouve en ligne des témoignages de consommateurs américains ou canadiens qui regrettent la grande époque du nitrite d'amyle durant les années 90 et début 2000.

2.1 Où acheter du poppers ?

Selon les pays, vous le trouvez sous le manteau, dans des sex-shops en ligne ou physiques, dans des bars et boites de nuit, des saunas et lieux de sexe comme les sex clubs ou les clubs libertins, des festivals musicaux et des magasins spécialisés.

En France, certains buralistes ont franchi le pas et vendent quelques flacons à côté des tickets à gratter. Mais la plus grande source d'approvisionnement reste <u>les magasins sur internet</u>, parce qu'ils sont discrets, rapides et que vous pouvez vous faire livrer où bon vous semble.

2.2 Comment être sûr d'acheter un poppers légitime ?

Il n'y a malheureusement pas de règle. D'une manière générale, si le poppers proposé est à un prix défiant toute concurrence, que c'est presque trop beau pour être vrai, ce n'est pas bon signe. De même, si le produit est vendu sous le manteau ou que l'emballage parait abîmé ou ne ressemble pas à celui que vous connaissez, mieux vaut fuir.

Quelques précautions à prendre : d'abord, si un flacon a été abîmé durant son transport, le poppers perd beaucoup de ses effets. S'il est trop vieux et a dépassé sa date limite de péremption, il n'est pas ou peu efficace. Soyez donc vigilants sur les poppers que vous achetez !

En ce qui concerne les sites en ligne de vente de poppers ou les magasins, plus le commerce existe depuis longtemps, moins il cherchera à vous vendre du poppers de contrebande. Un magasin où acheter du vrai poppers a une image de marque à défendre. Cela lui a pris du temps et de l'argent, il ne va pas risquer sa réputation avec de mauvais produits. De même, sur un site internet, un design bâclé et une interface peu rassurante doivent vous faire fuir.

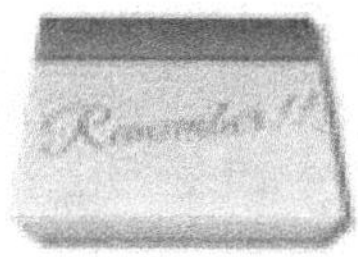

Enfin une règle : n'hésitez pas à y mettre le prix pour avoir un poppers planant de qualité.

2.3 Comment reconnaître le poppers ?

Il se présente comme un liquide transparent contenu dans un flacon en verre marron avec un emballage séduisant aux couleurs vives.

Si vous ouvrez le flacon, il se dégage une odeur chimique un peu sucrée ou fruitée.

2.4 Où est fabriqué le poppers ?

Le poppers est fabriqué un peu partout dans le monde, selon les législations locales, mais notamment au Canada où la fabrication est possible mais la vente locale interdite. Il est également conçu aux USA, au Royaume Uni (pour le moment avec une qualité variable), en Hollande et en France. La Chine fabrique beaucoup de nitrite d'amyle, mais les retours des consommateurs sont très nuancés, de l'excellent à l'exécrable.

En général, le poppers est fabriqué dans des laboratoires avec une licence pharmaceutique, il se doit de respecter les normes locales, NF et CE pour la France par exemple.

Il n'y a pas ou peu de restrictions de production, hormis pour le nitrite d'amyle en sa qualité de médicament.

Il arrive que des particuliers décident de fabriquer leur poppers eux mêmes. C'est possible, mais cela nécessite du matériel, une bonne connaissance de la chimie, un laboratoire maison et des précautions. *Si vous souhaitez fabriquer votre poppers, reportez-vous au chapitre qui vous donne la recette du poppers.*

2.5 Qui consomme du poppers ?

Ce produit a d'abord été associé à la communauté gay, mais désormais, le poppers est consommé par tout un chacun, femme ou homme, sans distinction de genre ou de préférence sexuelle.

Il est surtout utilisé par les jeunes à des fins récréatives et ou sexuelles. Selon une étude réalisée en 2014 :

- En France, 7,3 % des sondés ont déjà utilisé du poppers dont 9,9 % chez les hommes et 4,7 % chez les femmes. 11,7 % des 18-25 ans ont déjà essayé le poppers dont 2,5 % sont des consommateurs réguliers pour l'effet récréatif et euphorisant.
- Aux USA, en 2009, 2,1 millions de personnes ont consommé du poppers. Près de 23 millions d'Américains ont déjà essayé le poppers de manière occasionnelle.
- Au Royaume-Uni, 1,1 % des habitants des 16 - 59 ans ont pris du poppers en 2009 soit plus de 680 000 personnes.

2.6 Comment consommer du poppers ?

Pour consommer du poppers, il existe plusieurs méthodes mais la plus sûre est de laisser s'évaporer le poppers dans la pièce en gardant la bouteille ouverte. Toutefois, 99 % des utilisateurs préfèrent respirer le poppers directement à même la bouteille, utiliser un sac congélation, transférer l'arôme dans une bouteille avec un bouchon sport.

Des méthodes beaucoup moins sûres pour la santé, mais dont les effets sont plus forts.

L'histoire du poppers est récente, c'est un produit nouveau, puisque le nitrite d'amyle, le premier composant du poppers n'a été synthétisé qu'en 1844 par un chimiste français, Antoine-Jérôme Balard, dans son laboratoire.

En 1867, l'écossais Sir Thomas Lauder Brunton découvre, en compulsant les travaux d'Arthur Gamgee et Benjamin Ward Richardson sur le nitrite d'amyle, que c'est un puissant vasodilatateur : il permet d'augmenter la taille des vaisseaux sanguins.

Or le rétrécissement des vaisseaux sanguins est l'une des caractéristiques des angines de poitrine et des maladies cardiaques. Faire respirer du nitrite d'amyle aux malades aide à dilater leurs artères et améliore la qualité de leur circulation sanguine.

Le nitrite d'amyle se substitua aux sangsues alors utilisées pour nettoyer le sang. On conditionne le produit dans une ampoule en verre dont on casse le bout pour l'utiliser. Le "pop" entendu au moment ou on brise l'ampoule et ou le poppers entre en contact avec l'air aurait donner son nom au poppers.

Le poppers a un double effet : l'augmentation du rythme cardiaque et la baisse de la pression sanguine. Cette réaction en chaine provoque une relaxation des muscles lisses dans le corps humain. L'apport d'oxygène au cerveau est réduit, ce qui procure des sentiments multiples et variés selon l'état de l'utilisateur. On découvre ensuite que le nitrite d'amyle est un bon anti poison contre les empoisonnements au cyanure.

Le produit sera utilisé pendant près d'un siècle avec succès. Il est alors très connu dans le milieu du spectacle britannique dans les années 1950 où il a la réputation d'améliorer les relations sexuelles et les orgasmes. Durant les années 1960, il entre dans les communautés gays des grandes villes américaines comme San Francisco ou New York.

Toujours au cours de cette période, l'histoire du poppers rebondit, car une nouvelle molécule fait son apparition, la trinitrine, ou pilule de nitroglycérine. Elle est plus efficace que le nitrite d'amyle pour soigner les angines de poitrine, les maladies cardiaques et elle l'évince du marché. Panique chez les fabricants de nitrite d'amyle qui cherchent un nouveau débouché pour écouler leur production !

Ils proposent le produit à l'US Army pour aider les soldats partis à la guerre au Vietnam à respirer plus facilement malgré la fumée des armes. Les soldats découvrent rapidement les propriétés secondaires du poppers, notamment sexuelles et le détournent de son usage premier. A leur retour de guerre, la demande pour le nitrite d'amyle explose aux Etats-Unis et ce produit devient disponible dans les moindres recoins du pays. Devant cette demande fulgurante pour un médicament, le gouvernement décide de restreindre son usage aux malades avec une ordonnance. En 1969, la Food and Drug Administration (FDA) bannit l'amyle nitrite de l'usage public : la molécule n'est plus délivrée que sur prescription.

Toute interdiction d'un produit dont la demande est forte entraine la prohibition, comme dans les années 1930. La mafia dispose de chimistes et de laboratoires et décide de faire amplement la promotion du poppers auprès de la communauté gay, via les magazines pour adultes qu'elle contrôle alors. Dans les publicités, on vante la symbiose unique du nitrite d'amyle et du sexe. Et pour cacher le tout, on le présente comme un parfum d'ambiance ou désodorisant d'intérieur.

Clifford Hassing, un étudiant en médecin californien, étudie la molécule de nitrite d'amyle et y introduit un changement. Il crée alors le nitrite de butyle. Cette molécule est commercialisée comme un parfum d'ambiance sous la marque Locker Room. Parfaitement légale, elle contourne l'interdiction de 1969 et permet à tous les consommateurs d'accéder au poppers.

Une idée qui relance ce produit. L'histoire raconte qu'il est diffusé dans les boites de nuit gays grâce à la ventilation, notamment à New York. On le vend également sous le manteau. Le poppers se retrouve dans les lieux de rencontre et de drague entre hommes. Il n'est pas cher, la bouteille passe de mains en mains et permet à chacun de s'éclater et de repousser ses barrières sexuelles ou personnelles. En 1978, l'industrie du poppers aux USA est estimée à 50 millions de dollars par an.

Il semble qu'un accord non écrit s'établisse alors aux Etats-Unis. Le nitrite d'amyle, même s'il est interdit dès 1969, peut être vendu mais exclusivement comme parfum d'ambiance et auprès de la communauté gay. Il en sera de même au Royaume-Uni par la suite, quand le poppers traverse l'Atlantique pour se diffuser en Europe.

Le nitrite d'amyle est devenu très populaire dans les années 70, notamment sur la scène disco et dans les clubs. Sa grande force est d'être utilisé et en boite et au lit, deux lieux ou on prend du plaisir. Il est associé à des valeurs positives, ce qui contribue à sa consommation. Il fait même une apparition dans La Chasse, un film de 1980, réalisé par William Friedkin avec Al Pacino, Paul Sorvino et Karen Allen.

Suite à de nombreuses interdictions, le poppers change de formule, le nitrite d'amyle est abandonné au profit de l'isobutyle nitrite, de l'isopentyle nitrite puis de l'isopropyle nitrite. En 1988, nouvelle intervention de la FDA aux USA qui interdit la production et la vente de l'isobutyle ou nitrite de butyle pour l'usage récréatif personnel. Les fabricants contournent la loi en proposant le même produit mais comme parfum d'ambiance ou nettoyeurs à solvant.

En 1990, le Congrès interdit la production et la vente de tous les nitrites d'alkyle et donne au CSPC (Consumer Product Safety Commission) les moyens pour faire respecter cette loi. On retrouve le poppers dans les années 90 sur les scènes rave et techno que les gays ont popularisé.

La France a longtemps été frileuse à son propos. Il a d'abord été légal puis les poppers à base de nitrite de pentyle ou de butyle ont été interdits de 1990 à 2007. De nouveau autorisée, la vente de poppers est interdite entre 2011 et 2013 suite à un arrêté du ministère de la Santé.

L'arrêté a été annulé par le Conseil d'Etat, saisi par le SNEG (Syndicat National des Entreprises Gaies) car il affirmait que le poppers provoquait un risque de dépendance ou d'abus alors qu'il n'existe aucune étude scientifique ou d'enquête à ce sujet. En outre, ces produits ont d'après le Conseil d'Etat « une toxicité faible aux doses inhalées habituelles ».

Aujourd'hui, tous les poppers, à l'exception du nitrite de butyle, sont légaux en France, qu'il s'agisse de nitrite de pentyle, d'amyle, d'isopropyle. En effet depuis le 1er janvier 2017, le règlement CE n°1907/2006 proscrit la vente des produits contenant du butyle aux particuliers.

On le trouve aussi en Océanie et en Asie, même si sa vente y est plus confidentielle voir encore interdite.

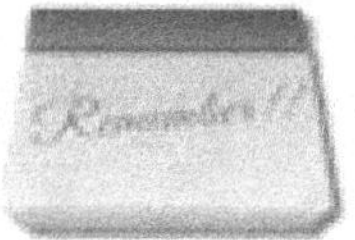

D'une manière générale, retracer l'histoire du poppers au XXème siècle, c'est retracer en bonne partie l'histoire de l'héritage que la culture gay a laissé à la culture populaire.

4. Histoire de PWD, fabricant de Poppers

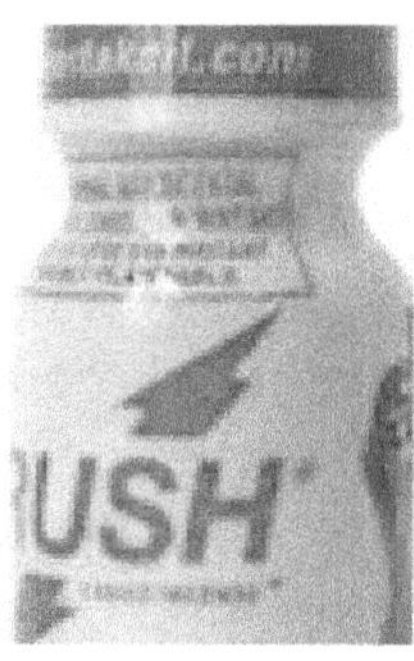

PWD est un fabricant de poppers qui est apparu en 1976 aux USA avec le succès qu'a connu le poppers à cette période. PWD veut dire Pac West Distributing. Cette société, basée dans l'Indiana, fabrique de nombreuses marques, entre autres Hardware, Bolt, Quicksilver, Locker Room, English, Rush, Super Rush Black Label, Pushs, Red, Blue Boy, Iron Horse, Gold Rush. Si vous aimez le poppers, vous avez certainement déjà goûté et apprécié ses produits.

Le poppers le plus connu fabriqué par PWD est évidemment Rush. Il est distribué quasiment partout, dans plus de 100 pays dans le monde. PWD est, à ce titre, l'un des principaux annonceurs dans les médias, comme le Daily Mirror, le Time mais surtout dans les journaux LGBT.

Les produits de PWD ont souvent été interdits. Ils ont dû changer de formule, passant du nitrite d'amyle au nitrite d'isopropyle ou être vendus sous des appellations détournées comme des arômes liquides ou des nettoyants pour têtes de magnétoscopes ou pour le cuir.

Mais leur continuité dans le temps et leur qualité les a rendus célèbres auprès des consommateurs, principalement Rush et ses nombreuses déclinaisons. Seul bémol, ces produits ont été l'objet de nombreuses copies de mauvaises qualités, notamment quand l'entreprise a dû fermer, ce qui a entamé la confiance des consommateurs.

PWD a introduit de nombreuses innovations de rupture sur le marché, comme le PPP, le poppers Rush grand format de 40 ml pour son 40ème anniversaire, les poppers hybrides ou le poppers solide.

Première innovation, le PPP ou Power Pak Pellet. C'est un dessicant, un produit présenté sous forme de rondelle ou de bille dans le goulot de la bouteille. Il absorbe l'eau et l'empêche de se mélanger au poppers pour lui conserver sa pureté. Il permet de conserver le poppers frais plus longtemps. Avec le temps, ce dessicant se casse en petits morceaux et tombe.

Certains utilisateurs notent aussi que cette bille de dessicant permet de mieux mélanger le poppers et d'en intensifier les effets. Pour cela, ils conseillent de secouer la bouteille de poppers avant de l'ouvrir. Je ne suis pas sûr que ce soit le dessicant qui intensifie les effets, je pense plutôt que les secousses augmentent la concentration de poppers évaporée dans la bouteille avant son ouverture.

Le poppers hybride a été commercialisé en 2015. Il tente de répondre à une problématique connue. Comment faire en sorte que le poppers soit agréable à consommer, que son effet dure longtemps tout en supprimant le plus possible les effets secondaires ?

La solution : combiner deux molécules, comme le nitrite de pentyle et le nitrite de propyle. Et y ajouter le système PPP pour conserver au poppers toute sa fraîcheur pendant plus longtemps.

Le grand format de 40 ml a été commercialisé en 2016 pour le 40ème anniversaire de la marque Rush. C'est un format géant, pour les gros consommateurs de poppers, commercialisé à petit prix.

Enfin le poppers solide, apparu en 2016, est un nouveau format qui solutionne plusieurs problèmes à la fois : le stockage, la fraîcheur, les brûlures, le transport et l'évaporation. Le produit, à base de paraffine, se présente comme une grande bougie dans une boite. Il ne se renverse pas, ne gicle pas et fond quand on le frotte entre ses doigts. C'est un produit de rupture par rapport à tout ce qui existe sur le marché. Malheureusement, ses effets sont plus faibles que ceux d'un poppers équivalent au nitrite d'isopropyle.

PWD a connu des aléas tout au long de son histoire. Ainsi, l'entreprise a-t-elle dû fermer avant de renaître de ses cendres plusieurs fois : durant les années 2000, ce ne sont pas moins de 3 fermetures qui se sont enchainées. Lors de l'avant-dernière, en 2011, le gérant de la marque, Joe Miller, s'est suicidé suite à la perquisition des bureaux de Great Lakes Products, l'entreprise qui exploitait la marque PWD.

Quelques mois plus tard, Rush revenait sur le marché, mais sous la forme d'un dissolvant pour vernis à ongles.

PWD a encore dû fermer en juin 2013, avant de rouvrir. L'entreprise existe toujours aujourd'hui.

Oui, le poppers est légal, mais soyez attentifs aux évolutions des conditions de vente, d'achat et la situation légale du poppers qui varient d'un pays à l'autre.

5.1 Le poppers est-il légal en France ?

Oui, actuellement le poppers est légal en France à l'exception de l'isobutyle. Depuis le 1er janvier 2017, suite au règlement CE n°1907/2006, tous les poppers à l'isobutyle nitrite sont interdits à la fabrication, à l'achat et à la vente dans l'ensemble de l'UE.

- Donc si vous trouvez du poppers à vendre et qu'il contient du nitrite de butyle, méfiance.
- En revanche, la vente et l'achat de nitrite de pentyle, d'amyle, ou d'isopropyle sont légaux : vous pouvez donc acheter les poppers qui en contiennent. Ils sont produits et vendus en France, notamment par les entreprises Jolt -Sexline et Mens SARL.

Pour la petite histoire, ces mêmes poppers au nitrite de pentyle et de butyle ont été interdits en France de 1990 à 2007. Et de 2011 à 2013, à cause du gouvernement Fillon, l'achat, la vente et la production de tous les poppers étaient illégaux. On considérait alors, sans aucune preuve scientifique, que le poppers pouvait provoquer un risque d'abus ou d'accoutumance.

La législation sur la légalité du poppers peut toujours évoluer. Il y a fort à parier que ce ne sera pas le cas puisque désormais les études scientifiques ont prouvé que le poppers légal a "une toxicité faible aux doses inhalées habituelles".

5.2 Le poppers est-il légal dans le reste du monde ?

- On trouve du poppers en Océanie et en Asie. Mais il est parfois illégal et se vend sous le manteau.
- En Chine, il est légal de fabriquer du poppers. Mais en l'absence de contrôle, la qualité est inégale.
- Au Canada, depuis le 11 juillet 2014, il est légal de fabriquer du poppers mais illégal de le vendre aux Canadiens. Ces derniers doivent acheter du poppers à l'étranger. Et ce poppers peut être saisi par les douanes s'il est découvert.
- Aux USA, la législation varie d'un Etat à l'autre. La production, la vente et l'achat poppers passent de la légalité à l'illégalité. Informez-vous bien avant d'acheter, de peur de finir dans les geôles payantes du shérif local. Exotique, mais il y a mieux pour pimenter sa vie.
- Au Royaume-Uni, l'achat et la vente de poppers sont légaux. La Grande Bretagne fabrique beaucoup de poppers à base d'isopropyle. La qualité est variable, mais les poppers anglais à l'isopropyle ont la réputation de donner mal au crâne.
- Enfin en Hollande, la consommation, la vente et la fabrication de poppers sont légales.

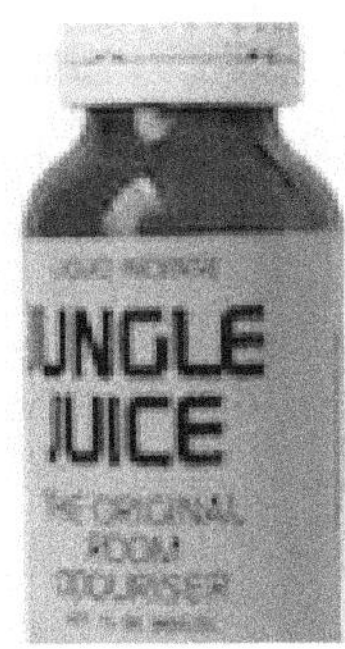

C'est la première fois que vous utilisez du poppers ? Ou vous souhaitez consommer du poppers mais vous ne savez pas bien comment faire ? Laissez ce guide du poppers pour débutant vous éclairer !

Quand vous voulez essayer le poppers pour la première fois, mieux vaut commencer par un produit agréable et doux. Vous aurez tout le temps de découvrir des poppers forts ensuite. Il faut souvent tester plusieurs poppers avant de trouver le bon, un peu comme si vous essayez de nouveaux vêtements ou un nouveau parfum.

L'odeur peut ne pas vous convenir, le poppers peut vous donner des maux de tête, etc ...
Donc achetez plusieurs bouteilles de plusieurs marques différentes ou essayez les poppers neufs de vos amis.

Quand on est un néophyte, quel que soit le domaine, mieux vaut commencer par faire confiance aux marques établies avant de s'aventurer vers des poppers "exotiques". Je vous conseille donc des poppers à base d'isopropyle nitrite, de marques comme Sexline (emballage noir, logo noir et orange), Jungle Juice (au choix entre Jungle Juice Original, Jungle Juice Plus, Jungle Juice Platinum), Man Scent, Amsterdam ou Rush.

Attention aux contrefaçons, surtout pour Rush et Jungle Juice, particulièrement touchés par ce phénomène. Si le prix vous parait trop beau pour être vrai, si l'emballage parait abîmé, si le packaging n'est pas le bon, fuyez !
Malheureusement, certaines copies sont tellement bien faites qu'on peine à les distinguer extérieurement de l'original. Pour pallier à cela, je vous conseille d'acheter vos poppers en ligne chez www.sexeshopgay.com. Ils ont pignon sur web depuis 2011 et la qualité est là.

Pour commencer, prenez un lot de 3 bouteilles. La première de Sexline, parce que ce poppers est fabriqué en France, ce qui est un gage de qualité et de sérieux. C'est un poppers assez doux et à l'odeur plaisante.
La seconde de Blue Boy, parce que son odeur est plus forte et qu'il vous permet de mieux connaître vos envies en terme de poppers.
Et, enfin, la troisième de Rush ou de Jungle Juice : ce sont des grands classiques, les plus anciens poppers sur le marché et la majorité des utilisateurs d'aujourd'hui les plébiscitent toujours.
Il y a plus de chances qu'ils vous plaisent aussi.

Une fois en possession des précieuses bouteilles de poppers, il ne reste plus qu'à les ouvrir, une par soirée, et à tester.

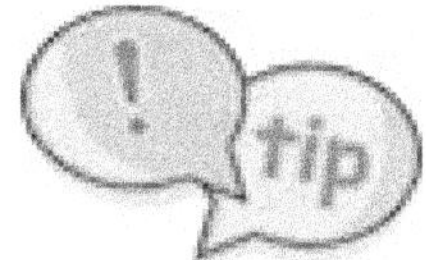

Quelques mots sur la conservation du poppers : c'est un produit volatil, qui s'évapore rapidement et qui se défraichit en une à deux semaines après son ouverture. Vous pouvez prolonger sa durée de vie en le stockant dans la porte de votre frigo. Il y fait noir et la température évolue entre 0 et 5°C, soit des conditions de stockage idéales pour le poppers. Tant que le produit est fermé, le poppers ne s'évapore pas.

Pour favoriser une meilleure dispersion du poppers quand vous ouvrez la bouteille, sortez la du frigo deux heures avant de l'utiliser pour qu'elle se réchauffe. Attention à ne pas faire de mouvements trop brusques et à ne pas faire gicler le poppers en dehors de son flacon car il brûle la peau.

Les dermatologues parlent de poppers dermatitis pour désigner les croûtes jaunes qui se forment sous le nez des personnes qui ont sniffé leur poppers et fait un faux mouvement. Rien de grave, mais c'est esthétiquement disgracieux et ça peut gratter. Si vous souffrez de poppers dermatitis, *reportez-vous au chapitre « Comment soigner un poppers dermatitis ou les croûtes jaunes » qui explique comment le soigner.*

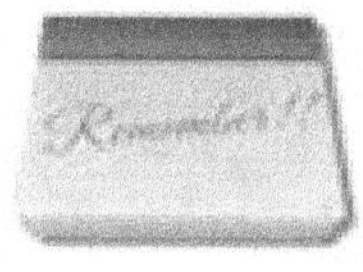

Autre conseil, le poppers est un produit inflammable, donc ne fumez pas à proximité.

Ouvrez le bouchon. Essuyez avec un mouchoir le sommet de la bouteille pour éviter que les éclaboussures qui s'y sont déposées ne brûlent vos narines ou vos doigts. Parfois, vous remarquerez la présence d'une bille ou d'une rondelle dans le goulot du flacon. Ce système s'appelle le Mega Pellet ou PPP et se retrouve chez Rush et Jungle Juice.

Une bille est intéressante car elle permet au poppers d'être à l'abri des poussières. En outre, elle absorbe l'humidité. Résultat, votre poppers est plus propre et plus frais pendant plus de temps, ce qui est plus économique.

Deux méthodes pour bénéficier des effets du poppers.
- La plus sûre et celle qui est recommandée, c'est de laisser le flacon diffuser l'odeur du poppers dans la pièce, comme un parfum d'ambiance. Vous allez vous sentir en manque de sexe et vos muscles se relaxeront.
- Mais la majorité des utilisateurs ne trouvent pas cette méthode assez efficace et préfèrent directement respirer le poppers à la bouteille pour un effet maximal. **Je ne vous recommande pas cette méthode, car elle peut provoquer des effets secondaires.**

En général, les consommateurs aguerris vont respirer une ou deux fois au dessus du flacon avant de le reboucher pour éviter une évaporation trop rapide.
Si vous respirez le poppers, installez-vous dans un fauteuil qui puisse s'incliner, comme un fauteuil de bureau. Le poppers fait baisser la pression sanguine, être dans une position inclinée permet de mieux le supporter.

Les premières inspirations ne doivent jamais être trop intenses. Cela pour permettre à votre corps de s'adapter à la baisse de la pression sanguine. Le poppers à base de nitrite d'isopropyle que je recommande aux débutants produit des effets qui durent entre 3 et 4 minutes entre chaque inspiration. Au bout de 5 à 6 inspirations, vous atteindrez un palier, impossible d'aller plus haut et d'accroître l'intensité des sensations ressenties.

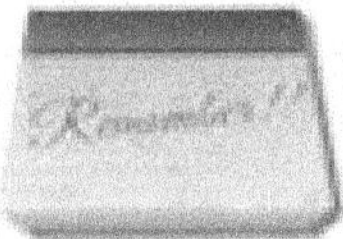

Le poppers favorise la détente de vos muscles lisses, dont ceux de votre anus, procure une euphorie (rire) et désinhibe vos envies. Il vous fait tenter des expériences sexuelles qui vous effrayent d'habitude.

7. Le poppers, réel aphrodisiaque ou gros canular ?

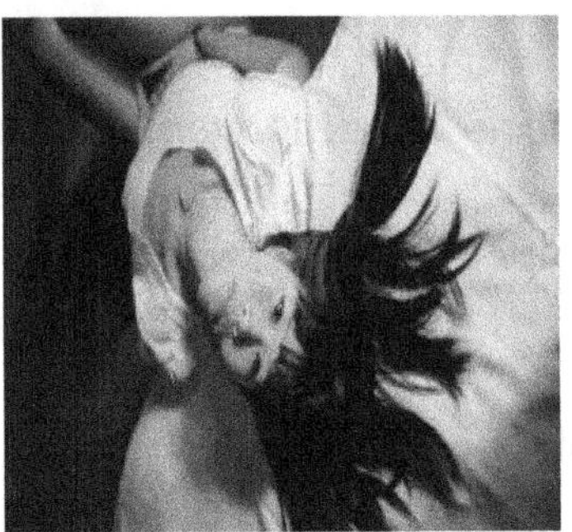

On lit souvent que le poppers favorise les envies sexuelles, qu'il donne envie de faire l'amour. Le poppers, aphrodisiaque, vraiment ?

7.1 Qu'est-ce qu'un aphrodisiaque ?

Un produit aphrodisiaque est une substance naturelle, qu'elle soit animale ou végétale, ou une alchimie, en rapport avec la transformation des métaux, que l'on utilise pour stimuler le désir sexuel et exciter.

7.2 Le poppers est-il un aphrodisiaque ?

Le poppers est une substance chimique, elle n'est ni d'origine naturelle ni d'origine animale. Le poppers génère, quand on le respire, une sensation de chaleur et une désinhibition. Beaucoup de consommateurs expliquent que le poppers leur donne envie de sexe quand ils le respirent. On retrouve principalement ce témoignage chez les gays passifs qui se sentent excités et ont envie qu'un homme leur fasse l'amour quand ils respirent du poppers. Peut-être parce que ces consommateurs habitués à ce produit et décomplexés quand à son usage osent ouvertement donner leur point de vue.

Mais les études scientifiques n'ont jamais réussi à prouver que le poppers est aphrodisiaque. Comment expliquer cette différence ? Entre un poppers aphrodisiaque selon ses utilisateurs mais pas selon la communauté scientifique ?

7.3 Le poppers est-il un aphrodisiaque psychologique ?

Il faut sans doute creuser du côté de la psychologie. **Attention** tout ce qui va suivre n'est qu'une hypothèse.
Quand on lit les témoignages de première utilisation du poppers, il n'est pas spécialement question d'envie sexuelle. Bouffée de chaleur, relaxation, euphorie, envie de contact et de toucher, d'intimité avec l'autre sont les effets les plus couramment cités. Cette envie de contact et d'intimité nous pousse vers les caresses et les préliminaires.

Ce n'est que par la suite que cette envie de sexe apparait et qu'on associe les mots aphrodisiaque et poppers. Le cerveau associe le poppers au plaisir de faire l'amour, car la personne respire le poppers avant et parfois pendant l'acte. Elle ne se sert du poppers que pour les relations sexuelles. Et le poppers a une odeur particulière que le cerveau va associer au sexe.

Puis, quand on sentira cette odeur, le cerveau fera appel à nos souvenirs et nous suggérera de faire l'amour. Il encouragera peut-être aussi une relaxation des muscles anaux plus importante que d'habitude, pour permettre une sodomie plus agréable.

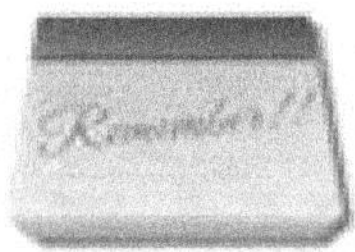

Le poppers n'est pas aphrodisiaque, mais chez des consommateurs réguliers, il peut avoir un effet aphrodisiaque.

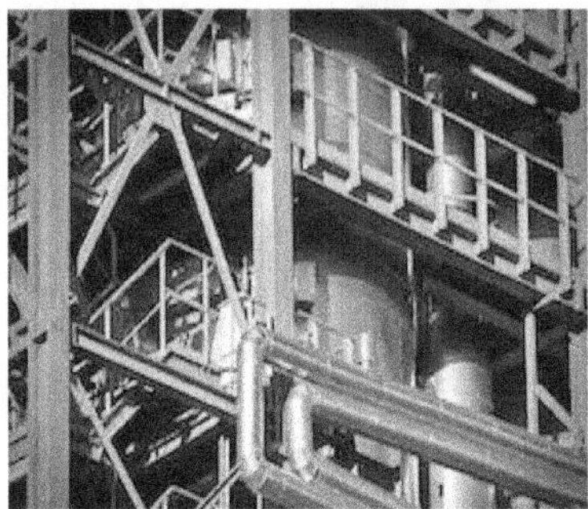

Vous aimeriez savoir qui fabrique vos poppers ?
Voici une liste, non exhaustive des fabricants.

FABRICANT	PAYS / Adresse	BASE POPPERS	MARQUE
Liquid Gold Aromas	Grande Bretagne John– Addy Huddersfield, West Yorkshire	Isopropyle nitrite	Liquid Gold, Hi-Tech, Hit, TNT, Purple Haze, Hard Core et English
Lockerroom	Canada –Lockerroom Marketing Ltd. 694 Derwent Way, Delta, BC V3M 5P8	- Isopropyle nitrite - Isopentyle nitrite	Amsterdam, Blue Boy, Blue Thunder, Cobraroma, Colt, Cuckoo's Nest, Eagle, Eroxxx, Fetish, Gaz, Gold, Highrise, Iron Horse, Jacket, Jungle Juice Black, Jungle Juice Blue, Jungle Juice Platinum, Jungle Juice Plus, Man Scent, New Amsterdam, Nitro, Phuck, Real Amsterdam, Real Rochefort, Rochefort, Super Reds, XG5, Zap
JOLT	France – Jolt Diffusion - Golfe Juna, 4 Avenue de l'Est, 06220 Vallauris	Isopropyle nitrite	Jolt, Lady, Sexlight, Inside, Flight, Blackout, Overide, Gold et des poppers aromatisés Amande, Coco, Framboise, Menthe et Eucalyptus
SEX LINE	France - France Conditionnement Création, Z.I. de l'argile 7, 790 Avenue de la Quiera, 06370 Mouans Sartoux	- Isopropyle nitrite - NItrite d'amyle	Sex Line classique, Sex Line rouge, Sex Line small
Pac-West Distribution PWD	USA	Isopropyle nitrite et du nitrite de pentyle	Hard Ware, Iron Horse, Locker Room, Quick Silver, Rush et ses dérivés, Gold Rush, Super Rush, Colt

| Push Production | Autriche – Vienne

Attention : j'ai un gros doute, car historiquement, le Rush est fabriqué par PWD et le Jungle Juice par Lockerroom.
Je suppose qu'ils utilisent la dénomination et ont passé un accord avec PWD et Lockerroom | Isopropyle nitrite
Amyle nitrite
Pentyle nitrite | Push, Super Push, Rush Ultra Strong, Super Rush, Reds, Orgasmus, Rave, Super Rush Black Label, X Trash, Jungle Juice Ultra Strong, Liquid Burning, Ice Mint et Fist |

Après avoir rédigé ce chapitre, j'avoue que j'ai un souci d'incompréhension. Car deux entreprises, Lockerroom et Pac-West Distribution (PWD) fabriquent le Iron Horse et le Colt et chacune revendique avoir la vraie version. J'ignore s'il s'agit d'un accord de licence ou si chacune s'adresse à un marché géographique différent. J'ai fait des recherches, j'ai tenté de contacter les marques mais sans succès.

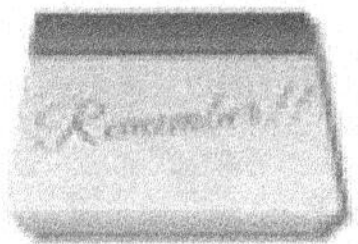

Au-delà de cet aspect "querelle de marque", l'essentiel est que le poppers soit bon et sa qualité constante.

9. Pourquoi existe-t-il des différences de qualité pour un même poppers ?

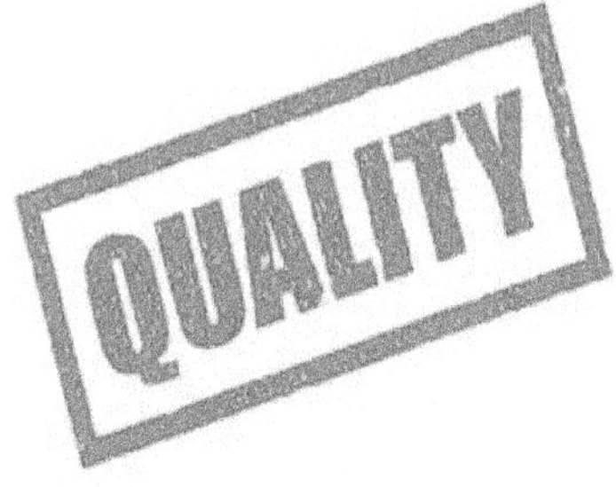

Peut-être l'avez vous déjà constaté si vous voyagez ou si vous n'achetez pas régulièrement votre poppers au même endroit mais la qualité des poppers varie. Pourtant, c'est bien la même marque, ce qui devrait garantir une qualité et une expérience constante, mais vous avez le souvenir que c'était différent la dernière fois et vous avez l'impression de vous être fait avoir ! Ou serait-ce votre cerveau qui magnifie vos souvenirs ?

Pourtant, le problème n'est pas nouveau : ainsi en la Hongrie et la Slovaquie ont dénoncé début 2017 un phénomène grandissant de différence de qualité de produits alimentaires vendus sous le même nom et la même étiquette.

En résumé, votre produit est extérieurement le même, même nom, même emballage mais la qualité des ingrédients utilisés est moindre. Matières grasses végétales plutôt qu'animales, édulcorants à la place du sucre, arômes et colorants au lieu d'extraits de fruits, ce qui affecte la couleur, le goût et la qualité du produit. Parmi les marques épinglées, le Nesquick de Nestlé, Ferrero avec son Nutella, Unilever avec Knorr...

Le but est de pouvoir proposer une version moins chère du produit, mieux adaptée aux revenus de l'habitant, et d'être compétitif face aux productions locales, mais cela se fait au détriment du consommateur.

Pour le poppers, c'est pareil. Parfois les fabricants font des économies d'un pays à l'autre. Mais il y a un autre souci beaucoup plus insidieux, celui de la contrefaçon et qui touche les plus grosses marques comme Rush, Jungle Juice. D'un site à l'autre, d'une boutique à l'autre, les flacons n'ont pas toujours le même emballage et la composition du poppers change alors que le nom reste le même. Il est très difficile pour le consommateur amateur de poppers de s'y retrouver en se fiant à une marque.

Dans l'absolu il vaut mieux se fier à la formulation indiquée sur la bouteille et à la région de production.

En effet la région de production importe aussi, les utilisateurs notent des différences de qualité entre des poppers fabriqués en France et au Royaume-Uni et qui portent pourtant le même nom ou utilisent la même molécule.

Il y a aussi l'aspect légal : ainsi, Lockerroom Marketing, le fabricant de Jungle Juice, va-t-il proposer du Jungle Juice à base d'isobutyle aux USA et à base d'isopropyle en France, parce que l'isobutyle y est interdit.

Notre conseil ? Testez quelques poppers et voyez celui qui vous fait le plus d'effet. Une fois que vous l'avez trouvé, n'en changez plus, pas plus que de fournisseur. Bien sûr, cela n'empêche pas de tester des nouveautés.

C'est finalement l'option la plus sage et celle qui vous fera économiser argent et déconvenues potentielles !

10. Les différents poppers, une arnaque ?

Vous n'avez pas l'impression que les différents poppers sont une arnaque marketing ? Qu'on vous vend le même produit avec un emballage différent mais qu'au fond ces poppers sont tous identiques ? Et il y a tellement de copies de poppers que ça nous fait encore plus douter !
Est-ce que tous les poppers à l'isopropyle sont les mêmes ? De même pour ceux à l'amyle ou encore ceux au pentyle ?

Si je devais faire une comparaison, je comparerais les poppers au chocolat noir.
Quand vous prenez une tablette, elle affiche souvent le pourcentage de cacao qu'elle contient. Ce pourcentage varie légalement de 32 à 100 %. Puis on y trouve du beurre de cacao, du sucre, de la lécithine.
Plus le pourcentage de cacao est fort, plus le chocolat possède un goût puissant. Et chaque tablette d'une marque à l'autre a une composition différente. Selon la formule du fabricant

et selon l'origine géographique des fèves de cacao. Enfin, les fabricants achètent leurs fèves chez des grossistes, comme Barry Callebaut. La qualité varie d'un grossiste à l'autre, en fonction des conditions météorologiques pendant que la fève a grandi, des conditions de stockage, de transport et de production, de l'eau utilisée.
Ce qui fait beaucoup de variations pour une même tablette de chocolat noir !

Pour le poppers, c'est pareil. Ainsi, trouve-t-on du poppers au nitrite de pentyle pur à 98 % ou de l'isopropyle nitrite pur à 95 % mais aussi des poppers moins concentrés avec de l'isopropyle, de l'amyle ou du pentyle associé à d'autres composants en plus grande quantité. Pour des effets plus ou moins forts selon les goûts de chacun.

Selon l'origine géographique du fabricant, l'élaboration des composants va varier, on va utiliser un procédé plutôt qu'un autre. Question de législation ou de disponibilité des machines. Les entreprises de chimie qui fournissent les fabricants de poppers ne travaillent pas avec les mêmes normes ou les mêmes ingrédients dans tous les pays. Le degré de pureté, la qualité et la force du poppers élaboré vont varier. Ce qui, à l'image du chocolat noir, fait beaucoup de variations pour une bouteille de poppers. Toutefois, comme pour le chocolat, certains produits sont presque similaires en termes de composition.

Mais vous préférerez un poppers à l'autre selon les provenances des composants, comme pour les fèves avec le chocolat. Et donc vous préférerez Milka à Lindt ou Sexline à Jungle Juice. Les différents poppers ne sont pas une arnaque, leurs formules sont réellement différentes. Mais le marché n'est assez réglementé et les fabricants ne font pas d'efforts pour expliquer aux consommateurs si le poppers qu'ils vendent est fort ou non, quels sont ses avantages.

11. Où acheter du poppers avec une livraison rapide ?

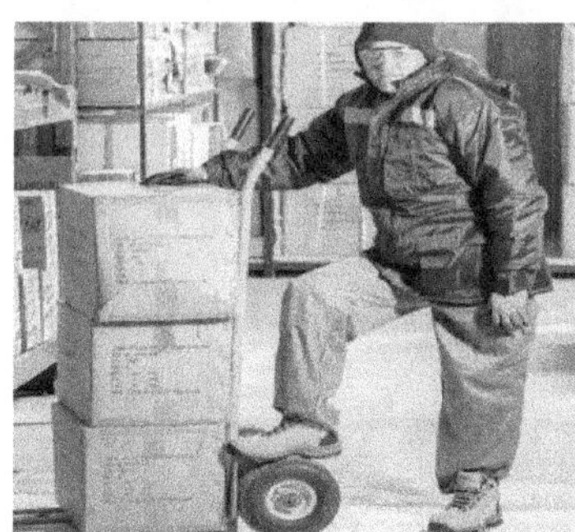

Le poppers vous aimez bien cela ! Mais quand vous l'achetez, vous aimeriez pouvoir en disposer immédiatement ou quasi immédiatement ! Un poppers en livraison rapide, c'est la garantie d'être livré confortablement chez vous. Cependant, le sex-shop de votre ville, le marchand de tabac ou le sauna n'ont pas toujours le poppers que vous appréciez le plus. Et vous n'avez pas envie de faire le déplacement et perdre votre temps dans les transports. Surtout si le magasin est en rupture.

11.1 Où acheter du poppers avec une livraison en 24 heures ?
Tous les sex-shops en ligne vous proposent une livraison rapide !
Si vous êtes en France, votre colis sera remis entre les mains d'un transporteur express : Chronopost, DHL, Fedex.

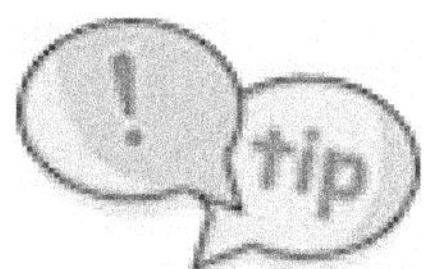

Toute l'astuce consiste à commander assez tôt, en général avant 15h pour être sûr d'être livré le lendemain. Vous recevrez votre colis avant 13h soit chez vous, soit en Point Relais, soit dans un casier spécialement dédié.

Pourquoi avant 15h ? Les transporteurs passent dans les entreprises à partir de 16h. Ainsi leur heure de passage dépend-t-elle du trafic et du nombre de colis. Ajoutez à cela le temps de préparation de la commande de poppers : recherche des fioles, emballage soigné pour éviter la casse, vérification. Il faut compter large, sachant que votre commande n'est pas la seule à devoir être traitée par le vendeur.

La livraison partira de France et mettra entre 2-3 jours pour la Belgique et la Suisse et entre 7 et 10 jours pour le Canada.

11.2 Qu'en est-il de la confidentialité ?

Beaucoup de personnes ont peur à juste titre. Elles supposent que le nom du sex-shop apparaîtra sur le colis ou sur leur relevé bancaire. Les boutiques ont depuis longtemps résolu le problème : le magasin porte un nom commercial mais le nom réel de l'entreprise est neutre et n'a rien à voir avec le poppers. Par exemple : « Tartempion & co », « Les Secrets du Jardin », « Anatole et Vous».
Le colis est emballé dans une boite en carton neutre et sur-emballé pour éviter tout vol.
Le livreur ignore ce qu'il livre. Pour vous c'est parfait : l'assurance d'une livraison en toute confidentialité.

En synthèse, commandez votre poppers avant 15h pour l'avoir dès le lendemain.
- Si vous travaillez et finissez tard, mieux vaut vous faire livrer dans un point Chrono Relais à côté de votre travail. Vous réceptionnez votre colis à la pause déjeuner ou le soir en sortant et vous le glissez dans votre sac de sport.
- Si vous finissez tôt, un point Chrono Relais à côté de votre domicile est recommandé.
- Le nom commercial de la boutique est remplacé par un nom sans rapport avec l'activité sur la facture et le relevé bancaire, votre vie privée est sauve.

Nous vous recommandons deux boutiques de poppers :
- http://www.boutiquecoquine.fr/
- https://www.sexeshopgay.com

12. Où trouver du poppers en France ?

- Est-il possible de trouver le poppers en pharmacie ?
- Que vaut le poppers en vente libre ?
- Il parait que, depuis des changements de loi, on trouve le poppers en bureau de tabac ?
- Est-il plus simple d'acheter le poppers dans un sex-shop gay ou classique ?
- Peut-on acheter du poppers sur internet ?

12.1 Le poppers en pharmacie n'existe pas

Vous pouvez entrer dans une pharmacie pour trouver du poppers à vendre, on vous répondra que la pharmacie n'en vend pas. Acheter du poppers en pharmacie est impossible. Heureusement, d'autres circuits de vente existent. Mais que vaut le poppers en vente libre ?

12.2 Le poppers en bureau de tabac

Le poppers en vente libre dans un bureau de tabac, ça existe, mais le choix de poppers à vendre est très restreint : quelques bouteilles de poppers, souvent des marques inconnues. Et le gérant du bureau de tabac n'y connait rien et préfère vendre des tickets à gratter, qui lui rapportent plus ! Enfin tous les bureaux de tabac ne vendent pas de poppers, c'est une question de hasard.

12.3 Le poppers dans un sexshop gay ou hétéro

Entrez dans un sexshop gay ou hétéro pour trouver et acheter du poppers. Si le sex-shop est gay, il est possible que le gérant et/ou les vendeurs s'y connaissent en poppers. Ils vous prodigueront un vrai conseil selon vos envies et vos besoins.

Si le sex-shop est hétéro, soit vous avez de la chance et la personne s'y connait et vous conseille. Soit c'est juste pour gagner de l'argent et vous feriez mieux d'aller voir ailleurs si vous êtes néophyte.

12.4 Acheter le poppers sur internet

Pas de sex-shop autour de vous ? Alors achetez le poppers sur internet !
C'est à portée de clics, nul besoin de se déplacer. Vous avez le choix selon vos affinités.
Toutefois peu de sites en ligne vous donneront des conseils comme ce livre.
- Première solution, dans un sexshop gay ou hétéro.
- Seconde solution acheter sur des sites généralistes comme Ebay

12.5 Le poppers dans un sex-shop gay ou hétéro en ligne

Le poppers dans un sexshop gay ou hétéro en ligne c'est tout ou rien.
- Soit vous avez des conseils, des fiches détaillées pour acheter.
- Soit la fiche est standard et ne vous renseigne pas. A fuir !

Je vous conseille les boutiques avec une fiche détaillée pour chaque produit.
C'est plus sûr, le site est sérieux et vous pouvez appeler pour poser des questions.

12.6 Le poppers sur des sites généralistes ou Ebay

Les sites généralistes vendent rarement du poppers, si c'est le cas, c'est le service minimum. Les fiches sont chiches, à croire qu'ils ont honte ou ne connaissent pas les produits et vous ignorez ce que vous achetez.
Ebay, c'est un peu la roulette russe : beaucoup de contrefaçons et des produits corrects. Et aucun moyen de faire le tri avant de recevoir le produit chez vous.

Finalement, le mieux que vous ayez à faire pour acheter du poppers en France est de vous documenter en lisant ce livre.

Ensuite, trouvez un bon sexshop gay, dans votre ville ou sur internet, avec des fiches complètes, par exemple sur https://www.sexeshopgay.com/ pour faire l'achat de vos poppers.

13. Comment acheter du poppers au Canada ?

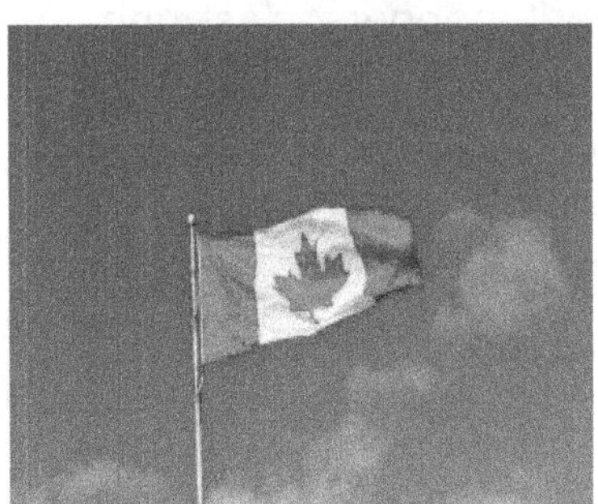

La vente de poppers est illégale au Canada depuis le 27 juin 2013, elle est punie d'une amende allant jusqu'à $5000 et 3 ans de prison.

Mais la production de poppers est, elle, légale. Lockerroom fabrique du poppers au Canada mais le vend exclusivement à l'export.

Comment faire pour s'en procurer ?

- De nombreux Canadiens francophones vont acheter du poppers en ligne en France.
- D'autres Canadiens le commandent aux Etats-Unis mais, d'après les témoignages, c'est parfois la bérézina pour trouver un site fiable avec des poppers de qualité.
- En outre les douanes canadiennes appliquent la loi. Si jamais elles trouvent du poppers dans les colis qui passent en douane, le colis est arrêté, ouvert et le poppers est confisqué ou renvoyé à son expéditeur.
- Cela met au désespoir les consommateurs canadiens de poppers qui non seulement n'obtiennent pas leur poppers, mais en outre reçoivent un avertissement de la part des douanes pour tentative d'import d'un produit interdit.

Pour le moment, les témoignages ne font pas état d'autres sanctions. Dans ce cas, le consommateur peut demander un bon d'achat ou un remboursement, à partir du moment où l'expéditeur reçoit le colis intact. Il se dit que les petits colis avec moins de 4 bouteilles de poppers passent plus facilement.

Comment acheter du poppers au Canada ? C'est compliqué et je ne vous le recommande pas !

Vous pouvez profiter d'un voyage à l'étranger par exemple pour acheter du poppers en France ou aux USA et le rapporter avec vous. La loi citée plus haut interdit l'achat de poppers au Canada mais elle ne dit rien quand à la possession de poppers dans vos bagages pour un usage personnel. On est dans une zone grise et tout dépend de l'interprétation que la douane en aura.

Dernière solution pour acheter du poppers au Canada, illégale, mais apparemment bien connue, Craigslist. Certains Canadiens postent des annonces de ventes de poppers au

Canada. La qualité est variable, le choix aussi et les prix sont à la hauteur du risque entre $30 et $50 la bouteille. Je vous le déconseille.

Peut-être Santé Canada changera-t-elle bientôt son fusil d'épaule et classera-t-elle le poppers autrement.

14. Comment acheter du poppers en Suisse ?

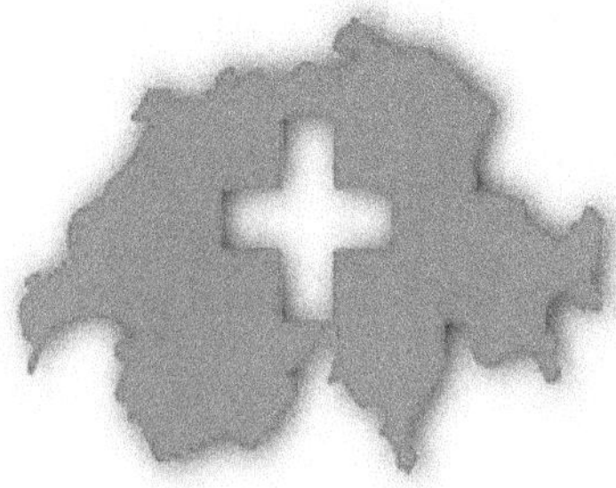

- Le poppers est-il légal en Suisse ?
- Est-ce qu'il vaut mieux acheter du poppers en France en ligne pour avoir ce que l'on veut ?

Après une rapide recherche sur le site "Dr. Gay" - projet de l'Aide Suisse contre le Sida (ASS) et soutenu par l'Office fédéral de la santé publique (OFSP) - la réponse est "Oui" mais avec un gros bémol.

Les poppers ne sont pas considérés comme des stupéfiants et ne sont pas concernés par la loi ad hoc. Bonne nouvelle : vous pouvez donc consommer et posséder des poppers en Suisse !

MAIS et **c'est là qu'est l'os**, le poppers tombe dans le cadre de la loi médicale sur les produits thérapeutiques ou LPTh. Et cette loi précise que le commerce et la vente de poppers nécessitent une autorisation spéciale.

En Suisse, vous ne pouvez acheter du poppers que si votre médecin vous a fait une ordonnance et vous a prescrit du poppers pour vous soigner, par exemple de votre angine de poitrine. Swissmedic, Institut suisse des produits thérapeutiques, précise que vous pouvez alors importer des produits médicaux en petite quantité, soit 10 ml par mois et par personne.

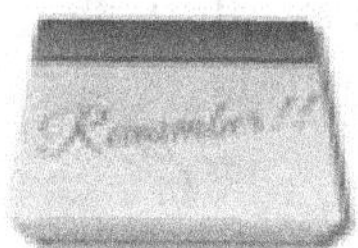

Le poppers, même s'il est légal en Suisse pour un usage médical, n'est pas autorisé pour un usage récréatif. Vous devez d'acheter votre poppers en passant une commande sur un site en ligne en France et prier très fort pour que les douanes n'interceptent pas votre colis.

Autre possibilité, certains Suisses frontaliers contournent la loi en se faisant livrer leurs poppers dans des points relais ou des boîtes postales en France. Ils reviennent ensuite avec ce poppers, la détention n'étant pas punie, si les quantités ne sont pas astronomiques, les douaniers ne leur diront rien.

Il y a comme un flou : le poppers est-il légal en Belgique ? Même les policiers belges se posent la question.

La loi est claire : vous pouvez avoir du poppers sur vous en Belgique et l'utiliser (loin des yeux de la police si possible).

Mais **attention,** si jamais on vous surprend ensuite sur la voie publique ou dans un lieu public avec un comportement qui pourrait laisser croire que vous êtes ivre ou sous influence, vous aurez une amende.

Bonne nouvelle : les effets du poppers ne dépassant pas les 5 minutes au mieux, ça ne risque pas d'arriver !

15.1 Où acheter du poppers en Belgique ?

Officiellement, on ne peut pas acheter du poppers en Belgique.

15.2 Acheter du poppers en Belgique dans les lieux de fête

Officieusement, il se murmure qu'on trouve du poppers dans les lieux de fête belges : bars, boites de nuit, festivals.

Les poppers sont cachés sous le comptoir et il faut demander au tenancier pour en avoir.

Comptez 10-15€ par bouteille et un choix limité à un ou deux produits pour des raisons de logistique et de coût de revient. Les bars et les boites de nuit ne sont pas toujours ouverts et ils n'ont pas toujours un choix très élaboré.

15.3 Acheter du poppers en Belgique dans un sex-shop

Vous pouvez aussi trouver du poppers au sex-shop belge : mais, selon l'agence fédérale des médicaments, la vente de poppers n'est pas autorisée dans les sex-shops. Elle s'effectue là aussi sous le comptoir. La police y fait parfois des descentes.

Ainsi, en 2003, la Dernière Heure nous raconte-t-elle qu'un gérant de sex-shop du quartier nord à Schaerbeek s'est fait confisquer 600 bouteilles de poppers.

Plus récemment, en 2013, ce sont 42 flacons de poppers qui ont été confisqués par les autorités. Une descente de 22 personnes en tout : Afsca, Ores, police, agence des médicaments, au RMX, un sex-shop de Charleroi. Le RMX a été repris en 2014 et son ex propriétaire s'est plaint des multiples tracasseries qu'on lui a faites, dont cette histoire de poppers. Et comme il n'y a pas de fabricants belges de poppers, les sex-shops se fournissent en France où c'est légal.

15.4 Acheter du poppers en Belgique en ligne

La solution reste d'acheter le poppers en ligne en France et de se le faire livrer : vous pourrez ainsi bénéficier d'un plus grand choix et de prix agressifs.

16. A quel prix acheter vos poppers ?

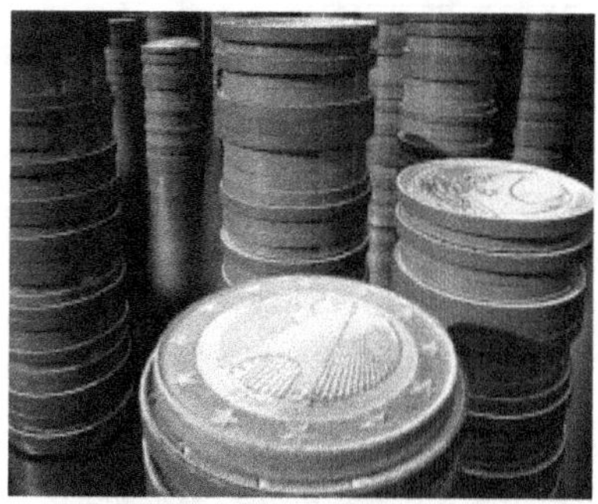

Les prix du poppers sont très variables et certaines marques sont bien plus chères que d'autres ! Entre les prix pratiqués dans les magasins et en boite de nuit, il y a parfois une différence du simple au triple.

 Voici une idée du prix du poppers en 2018.

16.1 Quels critères prendre en compte pour votre déterminer le prix de vos poppers ?

- Le prix du poppers peut se classer par taille de la bouteille : 9 ml, 13 ml ou 24 ml.
- Il varie aussi en fonction de la molécule : l'isopropyle est plus facile à trouver en France donc moins cher !
- Enfin, plus vous achetez de flacon, plus le prix décroit.

On va supposer que vous achetez une bouteille de poppers dans un magasin.

16.2 A quel prix acheter du poppers à l'isopropyle ?

Les poppers qui utilisent le nitrite de propyle : Jungle Juice Original, Jungle Juice Platinum, Jungle Juice Plus, Rush, Amsterdam, Quick Silver, Blue Boy, Sexline, Spunk, Man Scent, Extasy for Men, Amsterdam Juice, Booster.

Contenance	Petit prix ou promotion	Prix moyen
9 ml	entre 5 et 8 euros	entre 9 et 11 euros
13 ml	entre 7 et 10 euros	entre 11 et 13 euros
24 ml	entre 8 et 11 euros	entre 12 et 15 euros

16.3 A quel prix acheter du poppers à l'isoamyle ?

Le poppers à l'isoamyle ou amyle nitrite est plus fort que le poppers à l'isopropyle. Cet arôme est aussi plus rare, les prix de l'isoamyle sont un peu plus élevés.

Voici quelques poppers qui utilisent le nitrite d'amyle : Sexline Rouge, Jungle Juice Black Label, Jungle Juice Gold Label, Amyl.

Contenance	Petit prix ou promotion	Prix moyen
9 ml	entre 6 et 9 euros	entre 10 et 12 euros
13 ml	entre 8 et 11 euros	entre 12 et 18 euros
24 ml	entre 9 et 12 euros	entre 13 et 19 euros

16.4 A quel prix acheter du poppers à l'isopentyle ?

Le poppers à l'isopentyle ou pentyle nitrite est le poppers le plus fort comparé aux précédents. C'est le poppers parfait pour une dilatation anale maximale. Cet arôme puissant ne se trouve pas aisément. L'isopentyle est un peu plus cher que les autres poppers.

Voici quelques poppers qui utilisent le nitrite de pentyle : Amsterdam Black Label, King, Elix Penthyl, Super Rush Black Label, Gold Rush, Faust, Rush Zero, Jungle Juice Zero et Adler.

Contenance	Petit prix ou promotion	Prix moyen
9 ml	entre 7 et 11 euros	entre 12 et 15 euros
13 ml	entre 8 et 12 euros	entre 13 et 16 euros
24 ml	entre 9 et 13 euros	entre 14 et 17 euros

Désormais, vous saurez à quel prix acheter votre poppers !

17. Comment faire des économies en achetant son poppers moins cher ?

Quand on aime le poppers, on ne compte pas. Mais cela finit toujours par se voir sur votre compte en banque et on aimerait trouver aisément du poppers pas cher ! Alors comment faire des économies et minimiser son budget poppers ?

17.1 Acheter le poppers en lot

C'est la solution la plus facile : de nombreux sites proposent des réductions si vous achetez un lot de poppers, par 5 ou 10 bouteilles. Et souvent les frais de port sont offerts.

Tant que le poppers est fermé et conservé dans un lieu frais, sombre et sec, il se conserve très bien, c'est un bon plan.

17.2 Profiter des promotions sur le poppers

En cherchant bien, il y a toujours des poppers en promotion. Les magasins font systématiquement des remises, profitez-en pour faire des provisions, essayer une nouvelle marque ou acheter votre poppers à prix cassé.

17.3 Profiter des codes promotionnels sur le poppers

Certains sites mettent en place des codes promotionnels temporaires sur le poppers ou sur tout le site. En cherchant sur internet, vous pouvez facilement en trouver et bénéficier de remise sur le poppers, de la livraison gratuite, etc.. Ces codes peuvent aussi vous être envoyés par le magasin avec votre commande ou en vous abonnant à leur newsletter.
Libre à vous d'en profiter et d'en abuser.

17.4 Acheter une grosse bouteille et la diviser

Une opération qui demande quelques manipulations, mais que ne ferait-on pas pour faire des économies en achetant du poppers moins cher ?
- Conservez vos petites bouteilles de poppers vide de 9 ml : lavez et rincez-les bien.
- Achetez une grande bouteille de poppers de 24, 30 ou même 40 ml : le prix est moins cher au litre, mais le poppers se conserve moins longtemps au final.

- Avec un entonnoir, transférez le contenu de la grosse bouteille dans les petites bouteilles.
- Ajoutez une pastille de carbonate de calcium pour conserver le poppers frais. Il absorbe l'humidité présente dans l'air de la bouteille, ce qui vous permet de conserver le poppers plus longtemps.
- Refermez vos petites bouteilles et stockez-les dans un endroit frais, sombre et sec comme la porte du réfrigérateur par exemple. Ainsi, votre poppers dure plus longtemps et vous l'aurez moins cher à quantité équivalente.

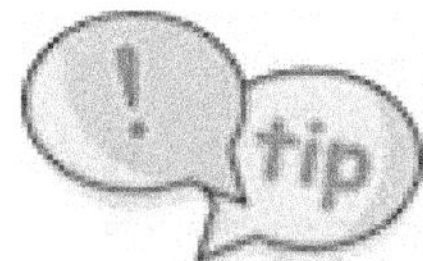

Combinez cette idée avec l'achat de poppers en lot ou l'achat de poppers en promotion pour faire encore plus d'économies.

18. Faut-il acheter une bouteille de poppers de 10 ml ou de 25 ml ?

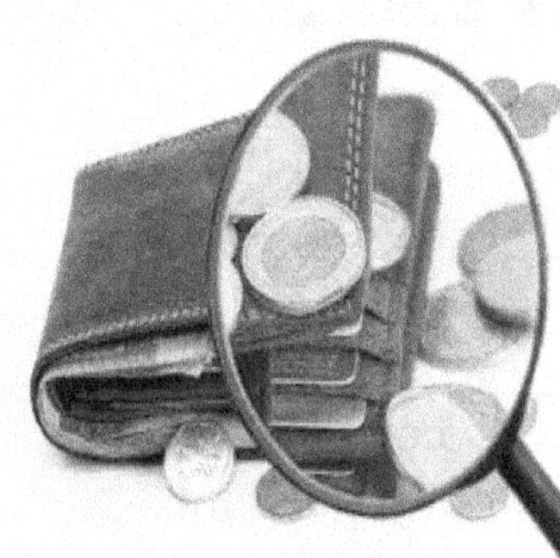

Souvent dans les sex-shops gays et les magasins de vente en ligne de poppers, on trouve deux formats de bouteille de poppers de 10 ml ou de 25 ml.

- Quand je dis 10 ml, j'y inclus les bouteilles entre 8 et 13 ml.
- De même pour 25 ml, j'y inclus les bouteilles de 24 ml.
- Est-ce qu'acheter une bouteille de poppers de 10 ml ou de 25 ml est plus économique ?
- Le poppers coûte-t-il moins cher ?

18.1 Votre poppers dure-t-il plus longtemps si la bouteille est plus grande ?

- Le poppers dans un grand flacon de 25 ml est-il plus puissant que le poppers dans une petite bouteille de 10 ml ?
- Pourquoi acheter une grande bouteille de poppers alors que les petits flacons sont plus faciles à transporter et plus légers ?

Ce sont des questions banales, certes, mais on se les posent toutes et tous, sans obtenir de réponse.

18.2 Est-il plus économique d'acheter une bouteille de poppers de 10 ml ou de 25 ml ?

Tout va dépendre de votre usage du poppers !

Acheter la petite bouteille de poppers de 10 ml est plus économique si :

- Une marque de poppers vous est inconnue et vous voulez la tester,
- Vous consommez irrégulièrement du poppers en petite quantité,
- Vous avez besoin de cacher votre bouteille discrètement ou de la transporter

Acheter la grande bouteille de poppers de 25 ml est intéressant si :

- Cette marque de poppers ne vous est pas inconnue et vous en consommez beaucoup,
- Généreux de nature, vous partagez votre grand flacon de poppers avec vos ami.e.s,
- Vous oubliez souvent de reboucher la bouteille pendant l'action.

- Le sauna, les sex clubs sont vos lieux de chasse et de drague : vous adorez faire l'amour sous poppers.

18.3 Acheter une bouteille de poppers de 25 ml coûte-t-il moins cher ?

Oui le prix au litre est plus intéressant quand on achète une grande bouteille plutôt qu'une petite fiole. En fait, c'est la même chose qu'au supermarché, prendre une grande quantité de poppers coûte souvent moins cher.

18.4 Votre poppers dure-t-il plus longtemps si la bouteille est plus grande ?

Oui le poppers dure plus longtemps si la bouteille est plus grande.

- D'abord, parce qu'il y en a plus dans la bouteille donc en théorie à utilisation équivalente une bouteille de poppers de 10 ml dure plus longtemps qu'une bouteille de poppers de 25 ml.
- Ensuite, parce que la petite bouteille contenant moins de poppers, le produit va perdre de son effet plus rapidement.

18.5 Le poppers dans un grand flacon de 25 ml est-il plus puissant que le poppers dans une petite bouteille de 10 ml ?

Non, le poppers dans un grand flacon de 25 ml n'est pas plus puissant que le poppers dans une petite bouteille de 10 ml. C'est le même produit.

Trois choses à savoir toutefois.

- Le poppers dans une grande bouteille dure un peu plus longtemps.
- En outre, l'ouverture d'une bouteille de 25 ml est parfois plus large que celle d'une petite bouteille, ce qui permet de respirer plus de poppers et d'avoir un effet plus puissant.
- Enfin, quand on lit des témoignages, à durée égale, certains utilisateurs trouvent que la grande bouteille fait toujours plus d'effet, son poppers reste plus efficace que celui contenu dans la petite.

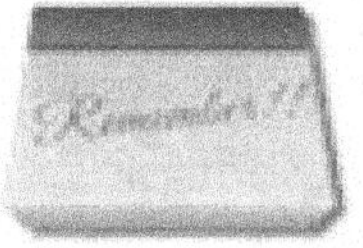

En résumé, si je dois acheter une bouteille de poppers de 10 ml ou de 25 ml, je privilégie toujours la grande taille quand je connais la marque. La bouteille de poppers 25 ml est plus économique, plus maline, elle dure plus longtemps et je prends plus de plaisir. Finalement cela me coûte quelques euros de plus mais j'accrois de 150% la quantité de poppers et le plaisir que je ressens !

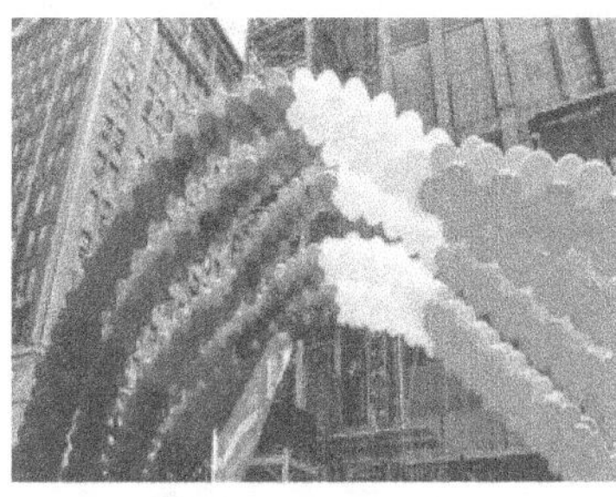

19.1 Peut-on parler de poppers gay ?

Cet arôme semble associé à la communauté gay. A sa culture et à son mode de vie. Pourtant il n'y a pas que les gays qui consomment du poppers. Dans les boites de nuit, hommes comme femmes se passent et respirent la petite fiole. La vente et l'achat de poppers se font pour toutes et tous, sans discrimination ! Ainsi, dans une <u>étude du British Medical Journal</u> (BMJ) sur le poppers, 81,2 % des participants étaient hétérosexuels et 31,7 % étaient des femmes.

L'idée du poppers, drogue gay associée aux hommes de la communauté gay n'est donc qu'une image d'Epinal.

19.2 Mais, alors, pourquoi le poppers est-il associée à la communauté gay ?

Avant d'être un produit récréatif qui donne envie de sexe, l'histoire du poppers nous apprend que c'était un médicament ! Il servait à lutter contre les angines de poitrine, notamment à aider les patients à respirer aisément.

Cet arôme est ensuite devenu illégal puis de nouveau légal. Entre-temps, il a été diffusé sous le manteau par les mafias aux USA durant les années 60 et marketé pour cibler la communauté gay, avec des publicités dans des publications illicites distribuées par des sexshops clandestins. Ils prenaient les commandes par téléphone sur des numéros non attribués.

Imaginez la difficulté pour avoir votre commande et votre bouteille. C'est de là que l'image de poppers gay vient. Pourtant il était aussi utilisé par la société artistique, acteurs, réalisateurs, musiciens, peintres, durant cette même période.
Et très largement diffusé ! Mais la société a retenu que le poppers était gay.

La communauté gay s'est appropriée cet arôme et l'a revendiqué comme sien. Par la suite, dans les années 70, le poppers s'est diffusé via les boites de nuit et par capillarité dans tout le milieu festif puis dans toutes les franges de la société. Ainsi le Super Rush date des années 70.

Cela fait des années qu'il est acheté et consommé par tout un chacun, même si beaucoup de pisses vinaigres voient le poppers comme une drogue dangereuse et comme un produit gay exclusivement réservé au sexe anal.

Deux visions totalement arriérées.

Aujourd'hui le poppers en vente libre est vendu pour être consommé aussi bien entre deux personnes majeures pendant des relations sexuelles pour accroître leurs sensations, désinhiber leurs envies ou pratiquer la sodomie, qu'il est utilisé par des personnes entre 18 et 30 ans en boite ou en cours pour s'amuser ou être pris d'un fou rire l'espace de quelques secondes.

En conclusion, on ne peut plus parler de poppers gay.

20. Les femmes et le poppers

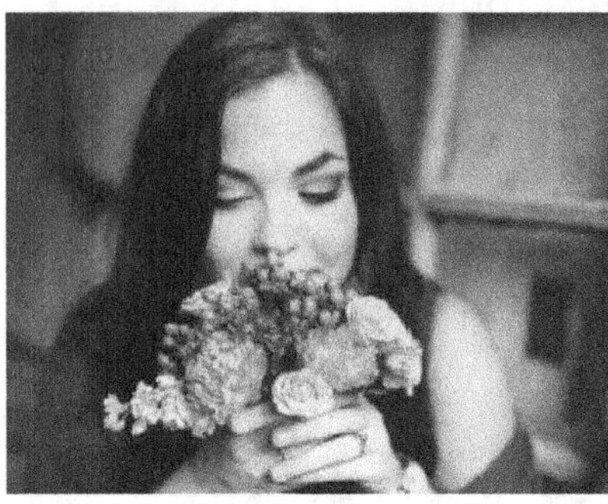

De plus en plus, le poppers est utilisé par tout un chacun, soit pour un usage récréatif, pendant une fête en boite de nuit par exemple mais aussi dans le cadre sexuel.
Des couples hommes-femmes se mettent à utiliser du poppers pour le sexe anal.
Mais les femmes n'ont pas une grande appétence pour le produit. La majorité n'apprécie que modérément - voir pas du tout - la sodomie.

20.1 Femme et poppers : des effets sexuels différents

En outre, le poppers n'a pas le même effet sexuel sur les hommes et sur les femmes. Oui il permet une dilatation anale. Il y a l'euphorie et la désinhibition sexuelle comme chez l'homme.

Mais, chez la femme, il augmente aussi la force de l'orgasme, que la pénétration soit anale ou vaginale, d'après les témoignages d'utilisatrices. Un poppers pour femme a été spécialement créé. Avec un flacon rose et un emballage plus « féminin ». Mais, c'est surtout du marketing. Comme pour les rasoirs, ce poppers n'a rien de différent des autres.

Toutefois, l'odeur forte du poppers n'est pas très appréciée, les utilisatrices la trouvent désagréable. On peut alors utiliser des poppers aromatisés.

20.2 Le poppers est interdit aux femmes enceintes

Le poppers est interdit aux femmes enceintes. Pourquoi ? Parce que le produit passe la barrière placentaire et peut avoir des causes néfastes sur le foetus. C'est l'une des causes de la méthémoglobinémie.
Le taux trop important de méthémoglobine dans le sang rend impossible le transport de l'oxygène et certaines zones du corps deviennent bleues par manque d'irrigation. On l'appelle aussi « syndrome du bébé bleu ». On retrouve cette manifestation chez les personnes qui consomment trop de poppers d'un coup et ont les lèvres ou le bout des doigts bleus.

20.2 Le poppers marche-t-il avec les personnes trans ?

Ça fonctionne même très bien, selon des témoignages d'utilisatrices et d'utilisateurs trans.
Le poppers ne fait pas de discrimination, il donne à chacun envie de faire des câlins et de faire l'amour.

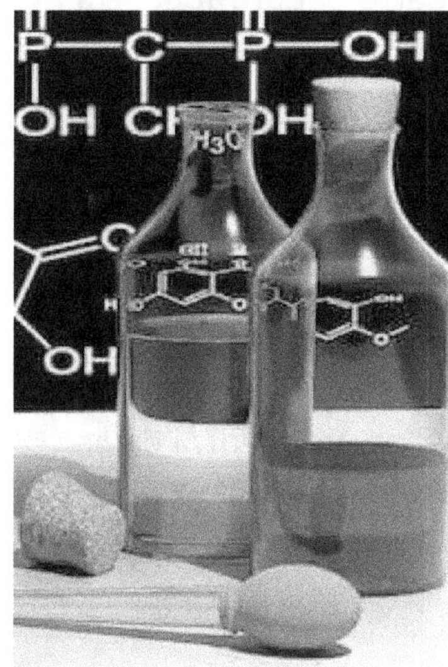

21.1 D'ou vient le nom du composant principal du poppers ?

Parfois, on se demande pourquoi tel poppers est fait à base d'isopropyle ou de nitrite de pentyle et quelle est la différence avec du nitrite d'amyle ou de l'isobutyle.

Voici une réponse d'un point de vue strictement chimique. Le préfixe de chacun de ces composants désigne le nombre d'atomes de carbone. Ce préfixe est utilisé pour désigner les alcools et les essences (méthane, propane, butane, octane ...)

- meth = 1
- eth = 2
- prop = 3
- but = 4
- pent = 5
- hex = 6
- sept = 7
- oct = 8

Le préfixe "Amyle" est une vieille dénomination, non standard, qui désigne un atome avec 5 carbones. La même chose que le pentyle.

Et là, vous êtes perdus : comment faire la différence entre les deux ?

Il faut regarder où est attaché l'atome de carbone, sa place varie au sein de la molécule.

Voici pourquoi un atome avec 5 carbones peut être appelé amyle ou pentyle.

21.2 Qu'est-ce que l'isopentanol ?

- Et qu'est-ce que l'isopentanol fait dans mon poppers ?
- Ce nom est étrange, est-ce mauvais, est-ce que le poppers qui en contient est à éviter ?

L'isopentanol est un alcool isopentylique. On l'appelle aussi parfois alcool d'isoamyle. Ce n'est pas un nitrite mais un alcool. C'est un réactif qui, sous certaines conditions, peut se combiner avec du nitrite de sodium et de l'acide pour donner du nitrite d'isopentyle ou nitrite de pentyle qu'on retrouve dans le poppers.

Quand la réaction pour produire du poppers n'est pas complète, il peut rester un résidu d'isopentanol et le fabricant du poppers le note sur la bouteille. Il n'y a rien de mauvais, vous pouvez utiliser votre poppers tranquillement.

21.3 Comment reconnaître le poppers à l'isopropyle nitrite ?

L'odeur du poppers à l'isopropyle nitrite est très chimique et un peu métallique quand vous débouchez la bouteille. A l'usage elle peut être forte et piquer le nez. Cette odeur rappelle à certain(e)s utilisateurs/utilisatrices celle des feutres pour tableau Velleda®.

L'excitation commence par le haut de votre corps, par la tête, avant de gagner les jambes et les pieds. Vous ressentez une excroissance imaginaire dans votre gorge et vous avez la sensation irrationnelle que votre gorge pourrait se bloquer. L'excitation et la désinhibition s'accroissent rapidement et s'arrêtent tout aussi rapidement. Pour ceux et celles qui hument leur poppers, cela veut dire qu'ils/elles doivent respirer de nouveau la bouteille.

Si vous continuez à humer votre bouteille, au bout d'un moment, l'envie de sexe cesse de croître, vous êtes bloqués à un plafond.
Ne forcez pas, car la sensation de plaisir sexuel peut être remplacée par une nausée et ou une envie de vomir.

Quand la sensation d'excitation et d'euphorie sexuelle disparait, elle peut laisser place à un léger mal de crâne. Vous pouvez également ressentir une congestion de poitrine après usage : ce symptôme ne dure pas longtemps mais peut vous surprendre.

Vous pouvez aussi être le sujet de troubles temporaires de la vision après usage. Des dommages visuels ont été signalés par quelques utilisateurs ayant respirés du poppers à l'isopropyle nitrite de manière intensive, plusieurs fois par semaine pendant plus de 10 ans.

Après deux ou trois respirations, vos lèvres peuvent devenir bleues. C'est très rare. *Lisez le chapitre consacré aux ongles et lèvres bleus* pour apprendre comment l'éviter à l'avenir.

Le prix de la bouteille est compris entre 5 et 15 € selon sa taille.

21.4 Comment reconnaître le poppers à l'isopentyle nitrite ?

Le poppers à l'isopentyle nitrite ou nitrite de pentyle est les plus fort de tous les poppers : il est destiné aux amateurs avertis. Selon les personnes interrogées, l'odeur de l'isopentyle nitrite est une odeur grasse de terre humide, de moisi ou d'herbe. Son effet dure plus longtemps que le poppers à l'isopropyle et vous pouvez le prolonger en le respirant en permanence, chaque respiration prolonge et renforce ses effets.

Les premières respirations avec le poppers au nitrite de pentyle vous apportent un effet très fort qui monte quasi instantanément : vous êtes réceptifs aux caresses et avez envie de sexe. Très vite, dès la 3-4ème inspiration, vous ne pensez plus qu'au sexe, que vous soyez devant devant un film, avec votre partenaire ... Ce n'est pas le bon poppers pour s'amuser en boite où faire la fête entre amis.

Attention, votre gorge et vos poumons peuvent être un peu irrités jusqu'au lendemain.
Le prix du poppers à l'isopentyle nitrite varie entre 7 et 17 €.

21.5 Comment reconnaître le poppers au nitrite d'amyle ?

C'est le poppers que les fans recherchent : 95 % des poppers du marché, comme le Jungle Juice, le Ram ou le Rush, étaient fabriqués à base de nitrite d'amyle ou isoamyle nitrite, avant que des changements de réglementation n'en interdisent la production aux USA, au Canada ou au Royaume-Uni. En revanche, ce produit est toujours légal en France.

Quand vous respirez le poppers au nitrite d'amyle, il s'en dégage une faible odeur de produit chimique sucré ou d'acide formique. D'autres y sentent une odeur florale. Ce produit est très rare : vous pouvez avoir du mal à le trouver, il est entre autre fabriqué en France par Sexline avec Sexline Rouge. Citons aussi le poppers Amyl, les Jungle Juice Black Label et Gold Label et Amsterdam Special.

Les effets du poppers à l'isoamyle nitrite durent un peu plus longtemps que le poppers à l'isopropyle. La sensation ressentie est plus forte et se maintient tant que vous continuez à respirer la bouteille de poppers. Les premières respirations vous apportent un effet très plaisant mais pas encore l'excitation sexuelle et l'euphorie recherchées. Votre vagin devient humide ou votre sexe devient dur vers la cinquième ou sixième inspiration.

En général, c'est à ce moment que vous basculez, l'envie de sexe s'accroit jusqu'à devenir omniprésente, votre corps est très réceptif et vous êtes totalement désinhibé.e.s. Continuez à humer la bouteille de poppers au nitrite d'amyle pour que ses effets s'accroissent. De même si vous laissez le poppers se répandre dans la pièce.

Votre gorge et vos poumons peuvent être très légèrement irritée après usage. Vos pouvez ressentir un léger mal de tête, des nausées si vous respirez trop longtemps le poppers à l'isoamyle nitrite.

Le prix de l'isoamyle nitrite varie entre 6 et 19 € selon la contenance de la bouteille.

21.6 Comment reconnaître le poppers à l'isobutyle nitrite ?

Attention ! Depuis le 1er janvier 2017, le règlement CE n°1907/2006 interdit la vente à destination des particuliers de tous les produits contenant du butyle, dont le poppers, dans l'Union Européenne.
Vous pouvez toujours trouver du butyle aux Etats-Unis notamment. Méfiez-vous cependant des contrefaçons et des produits proposés sous le manteau.

L'odeur du poppers fabriqué à base d'isobutyle nitrite est variable, le poppers peut sentir une odeur légèrement fruitée et sucrée ou être inodore. Quand vous commencez à respirer le poppers, son odeur est inexistante ou très douce et harmonieuse, contrairement au poppers à l'isopropyle avec son odeur forte et piquante.

La sensation planante et sexuelle du poppers se propage depuis les pieds et les mains vers votre torse et votre sexe : vous devriez sentir de la chaleur et une forte envie de faire l'amour, de toucher et de caresser votre partenaire. La sensation produite par le poppers au nitrite de butyle monte de manière puissante mais lente, elle dure entre trois et quatre minutes et disparait au bout d'un temps équivalent.

Les premières respirations produisent une sensation plaisante, jusqu'à la cinq ou sixième ou vous commencez à avoir une érection avec du liquide séminal qui coule ou le vagin humide. L'envie de sexe explose et vous avez envie qu'on excite vos zones érogènes et de faire l'amour.

Vers la dixième inspiration, il n'y a plus que le sexe à l'exception de tout autre chose, que vous soyez en train de faire l'amour ou de vous masturber. Si vous regardez une vidéo, vous avez l'impression de faire partie de l'action.

Passez la dixième inspiration, vous continuez à humer la bouteille : si vous avez déjà eu un orgasme, vous avez envie d'en avoir un ou plusieurs autres et vous le pouvez. Ou choisissez de faire une pause avant de recommencer.

La sensation ressentie monte sans arrêt, sans plafond. Si vous laissez le poppers se répandre dans la pièce, la sensation perdure sans fin. Le poppers à l'isobutyle nitrite conserve sa fraîcheur et une bonne odeur plus longtemps que les autres.

Votre gorge peut être irritée le jour suivant. En revanche, pas de lèvres ou d'ongles bleus avec le poppers au nitrite de butyle. Vous pouvez avoir les poumons un peu pris les heures ou les jours suivants ou une respiration difficile, tout dépend de la quantité de poppers inhalé et de l'organisme de chacun. Pas de nausées ou de sensation de vomissement non plus.

Que vous respiriez votre poppers à l'isobutyle nitrite longtemps ou quelques secondes, les effets secondaires seront les mêmes. Alors autant vous lâcher et vous faire plaisir, ce poppers est parfait pour les longs moments de sexe.

Mon conseil ? Respirez-le toutes les 3 minutes pendant 30 minutes : ça marche parfaitement bien. Ou laissez la bouteille ouverte près de vous pour que le poppers envahisse la pièce.

Avec ce poppers, vous repoussez vos limites sexuelles et vous aurez aisément plusieurs orgasmes et ou plusieurs éjaculations. Grosse fatigue à prévoir dans les heures qui suivent et le lendemain.

22. Comment conserver le poppers frais ?

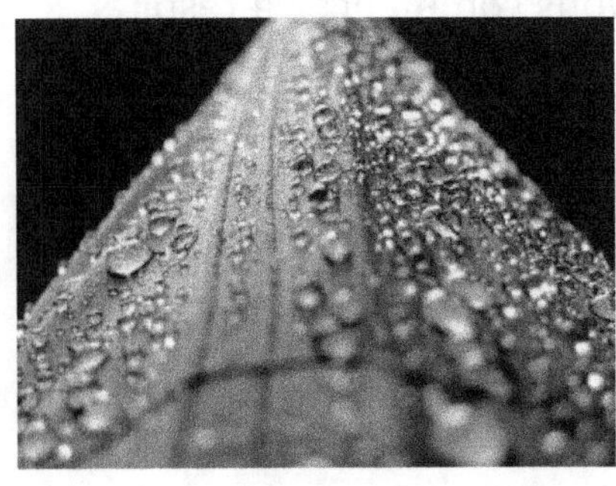

22.1 Pourquoi vouloir conserver le poppers frais ?

Le gros problème pour les amateurs et les amatrices de poppers, c'est de conserver le poppers frais. Quand vous ouvrez une bouteille de poppers neuve, l'arôme sent bon. Par exemple pour le nitrite d'amyle, l'odeur est fruitée, sucrée. On sniffe une fois, la montée est rapide, jouissive, les effets durent jusqu'à 5 minutes, puis on descend doucement. Pas de mal de crâne, pas de gorge irrité ou de toux. Le bonheur.

Mais ça, c'est au début. Après quelques utilisations, le poppers n'est plus aussi frais, sauf dans le cas du nitrite de butyle qui se dégrade moins vite, et vous pouvez avoir mal à la tête, à la gorge et les poumons irrités. C'est déplaisant.

22.2 Que s'est-il passé ?

L'air a pénétré dans la bouteille et cet air contient de la vapeur d'eau. Au contact du poppers, la vapeur d'eau précipite et devient de l'eau liquide. Elle décompose chaque fois un peu plus le poppers contenu dans la bouteille. En moyenne, lorsque vous arrivez à mi bouteille, le poppers devient de plus en plus mauvais. En outre, l'air est chargé en poussière, ce qui contribue à détériorer la pureté du poppers. Impossible de conserver le poppers frais. La solution serait d'avoir, comme au XIXème et XXème siècle, du poppers contenu dans des petites ampoules en verre à usage unique que l'on casse pour respirer le poppers. L'arôme serait toujours frais. Mais outre que ce format n'est plus commercialisé à large échelle, le coût est tout autre.

Adieu bouteille de poppers à 10€, bonjour l'ampoule à 2 ou 3 €. Trop dispendieux.

22.3 Les solutions des fabricants

Alors les fabricants ont pensé à autre chose. Comment pourraient-ils faire pour empêcher eau et poussière de rentrer dans la bouteille et prolonger la fraicheur du poppers ?
En chimie, on appelle cela un dessicant. Et vous en avez déjà vu, ce sont ces petits sachets blancs qui captent et absorbent l'eau et que l'on trouve dans les emballages de certains produits fragiles. Ils contiennent de l'alumine activée qui ne réagit pas avec les composants du poppers et qui permet de donc conserver le poppers frais.

Des producteurs de poppers, comme PWD ou Pac West Distributing, ont décidé de l'ajouter dans le flacon de poppers sous forme d'une pastille d'alumine activée juste après le goulot.
Chez PWD, le système s'appelle le PPP ou Power-Pak Pellet. D'autres ont recours à des granulés d'alumine activée, en général ils se déposent au fond de la bouteille et absorbent les molécules d'eau qui se forment dans le poppers.

Autre solution, le chlorhydrate d'aluminium, ce composant se retrouve aussi dans les déodorants. Si vous remarquez des petites bulles graisseuses qui flottent dans votre flacon alors il contient du chlorhydrate d'aluminium.

Tous ces procédés marchent, le poppers reste frais plus longtemps, mais il n'y a pas de miracle, une à deux semaines après l'ouverture, la force de votre poppers diminuera.

22.4 Les solutions des utilisateurs

- Ne jamais laisser la bouteille de poppers ouverte quand on ne s'en sert pas. L'arôme s'évapore et vous n'en profitez pas.
- Conserver la bouteille dans un endroit froid, sec (évidemment) et obscur : la porte du réfrigérateur par exemple.
- Ne jamais mettre votre poppers au congélateur.

- Veillez à ce que le frigo ne soit pas glacé, sinon, de la condensation peut se former dans la bouteille, qui dit condensation dit eau, ce qui abîme le poppers et lui fait perdre de son effet.
- Vous pouvez aussi stocker vos bouteilles d'arôme pour conserver le poppers frais dans un récipient hermétique en verre avec un joint en caoutchouc. S'il est opaque ou que vous pouvez le rendre opaque, c'est encore mieux.
- Ou dans un sac congélation hermétique, vidé de son air et rendu opaque.

A moins d'être un gros consommateur, préférez les petites bouteilles de poppers de 9 ml aux grosses bouteilles de poppers de 24 à 40 ml. On perd moins de poppers et donc d'argent à consommation égale. En général, une bouteille de poppers 9 ml vous permet 3 ou 4 bonnes sessions de sexe ou de popperbate (une pratique qui consiste à se masturber en regardant des vidéos pour adulte et en respirant du poppers, *reportez-vous au chapitre qu'est-ce qu'une popperbating training video*), puis son efficacité baisse. Après 7 ou 8 sessions, jetez la bouteille.

Pour une bouteille de poppers de 24 ml, vous aurez environ 10 bonnes sessions, puis 5 sessions plus faibles. Ensuite, le poppers aura un effet ridicule et la bouteille sera bonne à jeter.

On parle ici de sessions moyennes assez rapprochées par exemple si vous faites l'amour un jour sur deux.

Autre solution : transférer, à l'aide d'un entonnoir, le contenu de la grosse bouteille dans deux petites de 10 ml chacune et les refermer de manière étanche. Le poppers n'aura ainsi été qu'une seule fois en contact avec l'air.

Petite astuce, ajoutez une pastille de carbonate de calcium dans le poppers dont vous ne vous servez pas immédiatement. Cet élément absorbe l'humidité qui se crée dans la bouteille quand vous l'utilisez et vous permet de conserver le poppers frais plus longtemps.

Commencez par utiliser la grande bouteille, le faible niveau de poppers évite tout contact accidentel avec la peau. N'hésitez pas non plus à renforcer l'étanchéité de la bouteille de poppers en enroulant son bouchon dans du gros scotch ou du ruban électrique, ce qui empêche tout échange d'air avec l'extérieur.

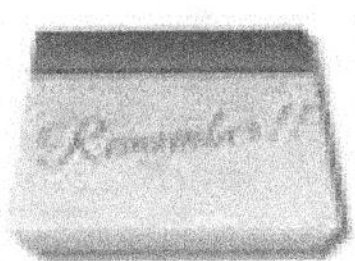

A garder en tête :
- Ne jamais acheter son poppers trop en avance, même si une bouteille fermée peut se conserver jusqu'à un an.
- Toujours vérifier la date de fabrication sur la bouteille, quand elle y figure.

Enfin, certains utilisateurs sont plus radicaux dans leur consommation : ils n'utilisent la bouteille de poppers qu'une seule fois, à fond, puis ils considèrent qu'elle n'est plus bonne et ils la jettent à la poubelle. Autre solution, le poppers solide, dont nous parlons dans le prochain chapitre. Mais il est moins fort.

Le poppers solide : qu'est-ce que c'est ? C'est une nouvelle forme de poppers qui répond aux besoins et aux critiques des utilisateurs réguliers. Ce n'est plus un poppers liquide en bouteille qui gicle ou s'écoule de sa bouteille. Il ne s'évapore pas au contact de l'air et ne se dégrade pas à cause de l'humidité. Le poppers solide reste du poppers mais mélangé à de la paraffine pour l'empêcher de s'évaporer ou de brûler la peau.

Ses effets sont un peu moins forts mais il provoque ce sentiment de lâcher prise, cette envie de sexe et vous donne chaud. L'un des premiers sur le marché fut le poppers solide Rush Incense.

23.1 Comment utiliser le poppers solide ?

Ouvrez la boite de poppers. Vous avez devant vous un produit solide, comme de la bougie, la mèche en moins. Prenez le poppers solide entre votre pouce et votre index, frottez-les l'un contre l'autre près de votre nez. Ce frottement réchauffe le poppers et lui permet de s'évaporer.

Vous respirez alors le poppers et obtenez les effets que vous adorez : désinhibition, sensation de lâcher prise, chaleur, envie de sexe immédiate, détente anale.

23.2 Quels sont les poppers solides disponibles ?

Le poppers solide avis est un produit récent, il demande du savoir-faire. Toutes les marques ne s'y sont pas encore mises. Mais on peut citer Rush Incense, Amsterdam, Nirvana, Kamasutra.

Pour le moment les poppers solides disponibles sont au nitrite d'isopropyle.

23.3 Quels sont les effets du poppers solide ?

Après l'avoir testé, voici mon avis. Ses effets sont moins importants que ceux d'un poppers en bouteille. Toutefois, vous sentez une sensation de chaleur, vous avez envie de sexe, vous êtes désinhibés et vous osez draguer là où vous n'auriez rien dit d'habitude. Enfin, vous lâchez prise pendant que vous faites l'amour, vous ne vous concentrez plus que sur le plaisir.

23.4 Quels sont les avantages du poppers solide ?

Le poppers solide possède de nombreux avantages, à commencer par un transport très facile dans une boite en acier. Aucun souci de conservation du poppers après son ouverture, pas besoin de le mettre au frigo. De plus, le produit se dégrade moins rapidement avec le temps.

Pas d'explosion potentielle de la boite de poppers, alors qu'une bouteille peut exploser si elle reste au chaud trop longtemps. Puis il n'y a aucun risque de brûlure des lèvres, du nez, des joues ou des doigts quand vous respirez votre poppers. Pas de vêtements ou de draps tachés ou brulés par le poppers solide. De plus, son utilisation est enfantine.

Enfin, utiliser et respirer son poppers pendant l'action devient plus pratique, même si le sexe est intense ou dans des positions acrobatiques du kamasutra, la tête en bas.

Essayez donc d'utiliser du poppers classique dans ces occasions sans en répandre partout ou brûler votre peau !

24. Une mauvaise bouteille de poppers ouverte peut-elle devenir bonne ?

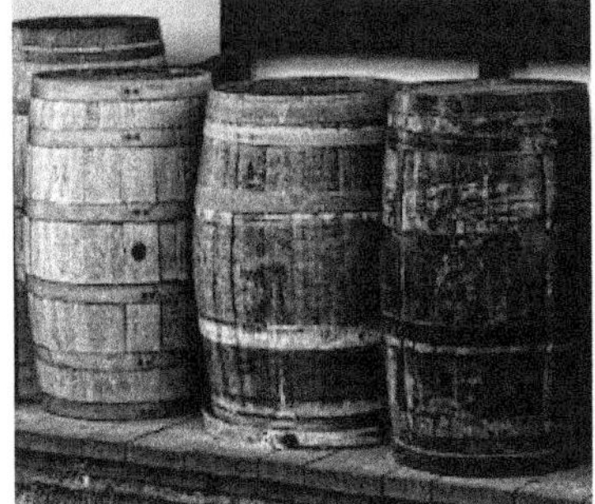

On dit souvent qu'une bouteille de poppers, une fois ouverte, doit être consommée assez rapidement pour ne pas perdre sa force. Sinon le poppers devient "plat" et ne vous fait plus d'effets quand vous le respirez. Mais il arrive parfois qu'ouvrir et laisser reposer une bouteille de poppers ait l'effet exactement inverse.

Essayez chez vous avec une bouteille qui ne vous a pas plu ou qui vous a donné mal au crâne. Refermez-la et conservez-la dans un coin. Une à deux semaines plus tard, ouvrez-la.

Soit ce sera un désastre complet, mauvaise odeur, aucun effet, soit une révélation totale.

Un peu comme un bon vin a besoin d'être chambré pour donner toute sa puissance et sa palette aromatique, une bouteille de poppers peut avoir besoin d'être ouverte puis fermée et laissée à reposer.

Pour augmenter l'effet du poppers secouez la bouteille avant l'ouverture, cela permet d'accroître la concentration de poppers dans le flacon.

25. Comment éviter que ma bouteille de poppers n'explose ?

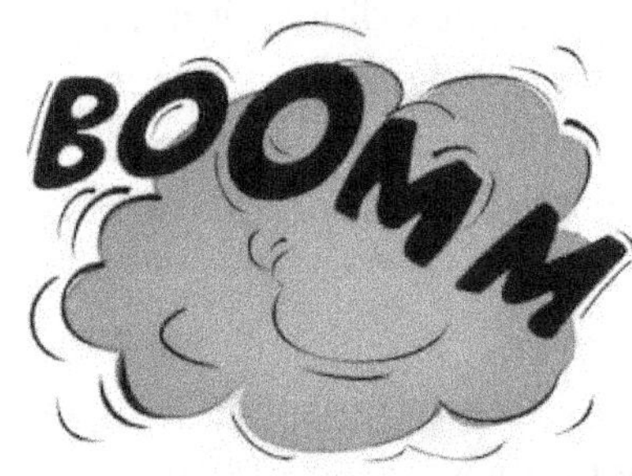

Cela vous est peut-être déjà arrivé : vous ouvrez un placard dans lequel vous avez laissé votre bouteille de poppers et surprise, elle a explosé. La fiole est ouverte, les côtés de son bouchon sont encore là, mais pas son sommet, qui a été éjecté un peu plus loin.

Evidemment la bouteille est vide ou quasi et le placard sent fortement le poppers. Vous voilà bon pour aérer et nettoyer si besoin. Et en plus vous devez acheter une nouvelle fiole de poppers.

25.1 Qu'est-il arrivé ?

Le poppers est conditionné dans une bouteille en usine. Certains fabricants mégotent sur la qualité des bouchons car ils supposent que vous stockerez systématiquement votre poppers dans un lieu frais et obscur. Mais leur supposition est fausse. Quand on est heureux d'avoir fait l'amour, on pense rarement à ranger la bouteille tout de suite. Puis on l'oublie.

Le poppers liquide se transforme en permanence en gaz dans la bouteille. D'habitude, le froid du frigo réduit la taille qu'il prend et l'obscurité ralentit le processus. Mais une fois à l'extérieur dans un lieu tempéré comme votre maison chauffée à 19°C, le gaz se dilate. Il prend plus de place dans la bouteille. La lumière ambiante accroit le phénomène d'évaporation.

On se retrouve donc avec une bouteille remplit à ras bord de poppers gazeux qui cherche à s'échapper avec une forte pression. Et plus la bouteille a été utilisée, plus le gaz a de place, plus la pression est forte. C'est pour cela que les bouteilles de poppers n'explosent jamais en usine ou en magasin, quand elles sont remplies à ras bord.

Le sommet du bouchon est plus faible que les parois en verre, c'est lui qui craque en premier. Il est expulsé sous la pression du poppers. La bouteille ouverte, le poppers peut s'évaporer dans l'air de la pièce.

25.2 Comment éviter que ma bouteille de poppers n'explose ?

- Gardez-la au frigo, et, quand vous avez fini de faire l'amour, faites-vous violence, levez-vous et remettez-la au frais.
- Autre solution, transférez le contenu de la bouteille de poppers dans une autre bouteille avec un bouchon très solide. Vous perdrez une partie du contenu, mais vous y serez finalement gagnant.

Dans le pire des cas s'il en reste peu, que vous ne pouvez pas la remettre au frigo et que vous avez peur, jetez-la.

26. Méfiez-vous du bouchon de la bouteille de poppers

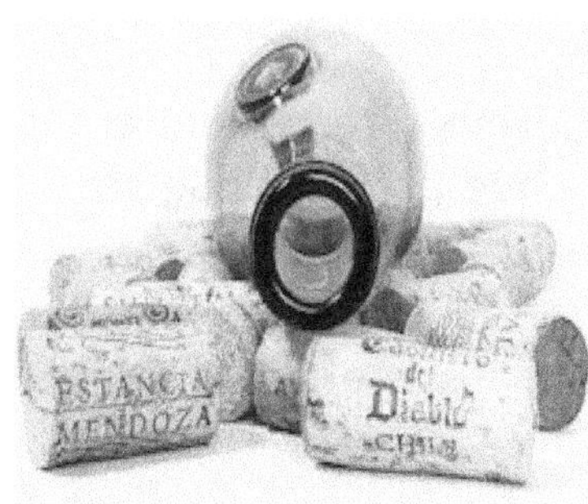

Le bouchon de votre bouteille de poppers pourrait bien être un peu plus joueur qu'il n'y parait ! Certains utilisateurs témoignent ainsi qu'il leur est arrivé de voir le bouchon de leur flacon de poppers se casser entre leurs mains.
La faute à des fabricants un peu laxistes sur la qualité des bouchons ou à des utilisateurs bodybuildés ? Plutôt la faute aux fabricants, certains bouchons sont vraiment trop fragiles d'après les utilisateurs.

Dans le doute, débouchez votre bouteille de poppers avec délicatesse, surtout quand vous respirez directement le poppers à la bouteille (méthode que je ne recommande pas) et que vous êtes euphorique ou quand vous refermez le poppers après avoir joui.
Ne tordez pas le bouchon et ne le serrez pas trop fort. Cela pour éviter de voir le poppers gicler sur votre nez ou sur votre peau (rincez-vous vite à l'eau et au savon si c'est le cas), sur vos vêtements (même solution pour éviter que le tissu ne soit brûlé ou taché) et de perdre une partie du précieux poppers.

Que faire du poppers restant ? Vous pouvez le transférer dans une autre bouteille ou le laissez se diffuser dans la pièce pour vous faire une bonne session de popperbate !

27. Comment nettoyer le poppers ?

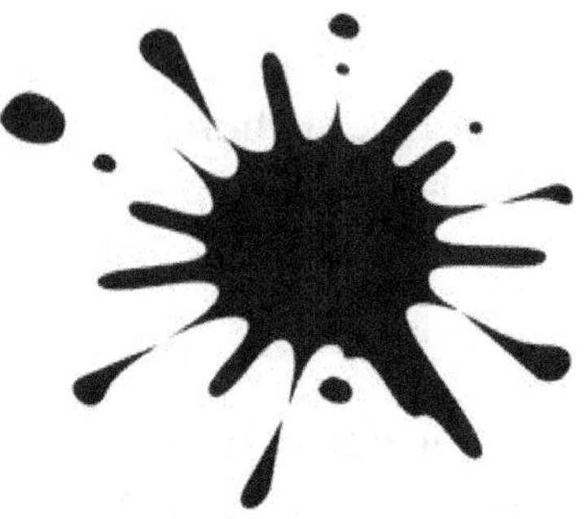

Vous avez fait tomber du poppers par mégarde ! Comment le nettoyer ?

Le poppers n'est pas tendre avec les tissus, sa formule les agresse, les décolore. En outre, son odeur persistante vous trahit quand vous invitez des amis chez vous.

Comment nettoyer le poppers de manière efficace pour éviter le pire ?

27.1 Le tissu se lave à la machine

Si c'est un tissu lavable, mettez-le immédiatement à la machine et lavez à 30°C. Pas trop chaud, car sinon il y a un risque que le poppers réagisse avec la chaleur l'espace de quelques secondes et abîme votre tissu.

L'eau, allié au savon, va extraire le poppers, le laver et il ne devrait pas y avoir de traces.

27.2 Le tissu ne se lave pas à la machine

Si vous avez tâché une pièce plus importante, comme un tapis ou un matelas, lavez-la généreusement avec de l'eau, du savon et une éponge végétale. Le but est de diluer le poppers, de l'aspirer grâce à l'éponge, pour qu'il n'attaque pas les fibres. Aspirez ensuite la zone avec un aspirateur eau poussière pour éliminer le plus gros de l'eau.

Autre solution pour aspirer l'eau en dehors des fibres, le gros sel ou le papier absorbant. Enfin, finissez au sèche-cheveux en utilisant le mode air frais pour sécher votre pièce.

Attention cependant à ne jamais utiliser le sèche-cheveux directement et de ne jamais utiliser la fonction air chaud, sous quelque prétexte que ce soit. D'une part, le poppers est inflammable, la chaleur pourrait l'aider à prendre feu. D'autre part, la chaleur pourrait, sous l'action du poppers favoriser la décoloration de votre tapis ou de votre matelas et créer une tâche, là où était le poppers.

27.3 Comment nettoyer le poppers sur du cuir ou du vinyle ?

Le poppers ne tâche pas le cuir et le vinyle s'il ne reste pas trop longtemps en contact avec eux. Nettoyez-les avec de l'eau et du savon doux ou laver avec un nettoyant pour vinyle et il ne devrait pas y avoir de traces.

28. Comment éviter les brûlures de poppers ou poppers dermatitis à croûtes jaunes ?

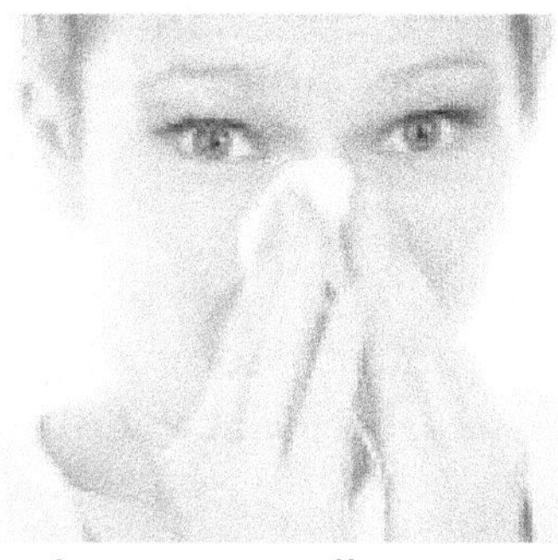

Le principal inconvénient visible du poppers, c'est qu'il brûle la peau des lèvres, du nez, du visage, des doigts, des muqueuses. Surtout quand il gicle accidentellement de son flacon ou qu'il est un peu vieux et que ses vapeurs sont nocives.

Si vous trouvez que votre poppers a une couleur bizarre, qu'il ne fait pas d'effet ou que des corps étrangers y flottent, jetez-le. C'est le meilleur moyen de vous abîmer les cloisons nasales car les vapeurs d'un mauvais poppers peuvent être très agressives.

Ouvrez plutôt une nouvelle fiole. Essuyez systématiquement le sommet de la bouteille que vous venez d'ouvrir avec un mouchoir pour enlever le poppers qui aurait pu s'y déposer. Cela empêche les accidents bêtes.

Première astuce, quand vous faites l'amour et que vous voulez humer votre poppers favori demandez à la personne qui vous donne des coups de rein de mettre la pédale douce quelques minutes. D'abord parce que ça lui permet de reprendre son souffle et de faire durer le plaisir plus longtemps, ensuite parce que ça évite l'évasion du poppers en dehors de son flacon. En effet, vous êtes dans une position inadaptée pour respirer le poppers ou les mouvements saccadés rendent le flacon incontrôlable.

Il va donc se retrouver contre votre peau ou il va gicler partout, se renverser. A vous les petites croûtes jaunes autour et sur le nez, les lèvres, le visage ou les mains. Donc, messieurs, quand votre partenaire veut respirer son poppers, faites une pause, passez en mode caresses, câlins, bisous.

Autre astuce, transvasez le poppers dans un flacon, en verre si possible, équipé d'un bouchon sport. Le poppers ne pourra gicler partout.
En outre, si la bouteille est en plastique, vous pouvez la presser pour faire sortir plus de vapeurs de poppers. Une véritable décharge de plaisir. Si vous n'avez pas de bouchon sport, vous pouvez mettre quelques feuilles de papier absorbant ou des mouchoirs dans la bouteille avant de les arroser de poppers. Le poppers les imbibe et son odeur est relâchée au fur et à mesure. Adieu les petites cloques !

Dernière solution : déplacer le problème. Plutôt que de potentiellement sacrifier la peau de votre visage, de votre nez ou de vos lèvres, sacrifiez celle de vos doigts. Serrez fortement la bouteille et faites un entonnoir avec vos doigts autour du goulot avant de respirer les vapeurs de poppers concentrées. Et portez des gants en latex pour éviter les brûlures.

Voilà comment éviter au maximum les accidents. *Vous verrez dans le chapitre comment soigner un poppers dermatitis ou les croutes jaunes le meileur moyen de les soigner.*

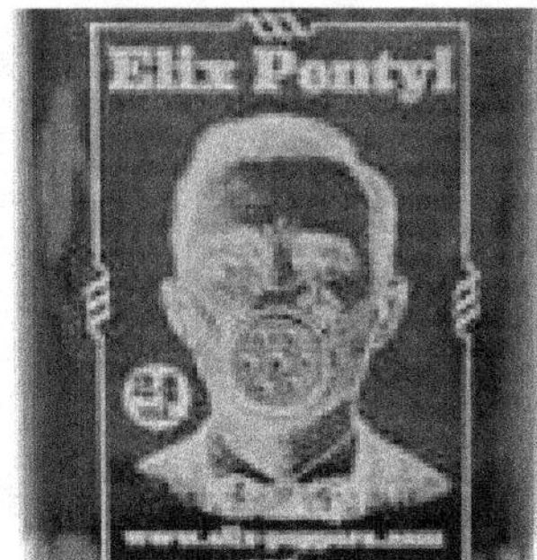

Avant de commencer la lecture de ce chapitre, un rappel : **la bonne méthode pour respirer du poppers sans prendre de risque pour votre santé, c'est d'ouvrir la bouteille et de laisser le produit s'évaporer dans la pièce.**

Mais comme quasiment aucun utilisateur de poppers ne l'utilise ainsi, voyons quelle est la meilleure alternative. Comment respirer du poppers pour s'envoyer en l'air et obtenir cet effet planant, excitant et décontractant que tous les utilisateurs recherchent ?

29.1 Méthode N°1: respirer du poppers en utilisant du papier absorbant ou du coton

Commencez par acheter une grosse bouteille de poppers, pour faire des économies. Procurez-vous une bouteille plus petite, bien étanche, lavez-la, faites-la sécher. Ajoutez un morceau de coton ou de papier absorbant et versez 3 à 4 ml de poppers de la grosse bouteille. Ajoutez un peu de dessicant dans la grosse bouteille pour maintenir le poppers propre. Refermez la grosse bouteille et mettez-la dans la porte du frigo.

Bouchez la petite bouteille puis chauffez la avec vos mains. Secouez-la doucement pour favoriser l'évaporation du poppers dans la bouteille. Vous pouvez respirer directement sans perdre la fraîcheur du poppers restant dans la grande. Pas d'éclaboussures accidentelles sur votre peau, c'est parfait. Autre avantage, le poppers a plus de place pour s'évaporer.

A chaque fois que vous l'ouvrez pour respirer, la quantité de poppers respirée est plus importante et les sensations beaucoup plus fortes. Cela vous permet également de ne pas tout respirer d'un coup pour celles et ceux qui ne savent pas s'arrêter tant c'est bon.

Inconvénient majeur : la perte de poppers. Une partie du poppers va rester dans le papier absorbant ou le coton. Il n'y a malheureusement pas de solution.

<u>Mon conseil bonus ?</u> Trouvez vous une petite bouteille avec un bouchon sport. Ainsi, le poppers reste-t-il bien concentré à l'intérieur, aucun risque de vous brûler, pas de giclée, pas de perte, vous pouvez respirer par la bouche ou par le nez et presser la bouteille pour envoyer de grosse décharge de poppers pendant que vous inhalez.
En outre vous pouvez la tenir à une main et l'autre reste libre !

<u>Second conseil bonus</u> : préférez les bouteilles en verre. Il n'y a pas encore d'études sur les interactions entre le poppers et le plastique, dans le doute, prenez une bouteille en verre.

<u>Troisième conseil bonus</u> : vous ne sentirez pas le poppers au début. Fermez la bouteille, attendez trente minutes que le poppers s'évapore et la remplisse. Si c'est une bouteille en plastique, pressez-la deux secondes pour évacuer les vapeurs d'alcool puis respirez le poppers. C'est extra concentré, un feu d'artifices de sensations et de plaisir.

<u>Quatrième conseil bonus</u> : préférez une bouteille rectangulaire. Malin, ainsi la bouteille ne roule pas, vous pouvez l'attraper et la tenir plus facilement.

29.2 Méthode N°2 : le masque anti poussière

Utilisez un masque anti poussière est une idée intéressante. Pour enduire le filtre de poppers, pressez le goulot de la bouteille des deux côtés du masque, juste sous l'emplacement prévu pour votre nez. Utilisez un gant pour protéger la main qui tient le masque.

Passez le masque autour de votre tête et profitez-en ! De plus, vous gardez les mains libres pour vous caresser ou utiliser un sex-toy. Toutefois cette méthode a ses limites : d'abord parce que vous ne pouvez plus embrasser votre partenaire. Le masque ne rend pas très sexy ! Ensuite parce que le poppers est hautement concentré et que vous ne respirez pas autre chose.

C'est fort et les effets peuvent être assez radicaux. Méfiance donc. Si vous vous sentez mal, retirez immédiatement le masque.

29.3 Méthode N°3 : l'inhalateur

Extérieurement, on dirait une petite canule. Cet inhalateur se porte autour du cou grâce à un cordon et se remplit de poppers. Il possède un trou en son sommet au travers duquel on peut inhaler le poppers quand on enlève son bouchon. Comme un inhalateur classique pour soigner un rhume.

L'usage est assez facile, sortez et imbibez la mèche en coton contenue à l'intérieur. C'est un produit à réserver pour les boites de nuit ou les déplacements. Il vous permet d'avoir toujours du poppers sur vous et de respirer du poppers en toute situation.

29.4 Méthode N°4 : le sac congélation avec un zip

Le zip peut se manipuler aisément, même à une main, même si vos mains sont glissantes. Glissez un morceau de papier absorbant ou une boule de coton, ajoutez votre poppers favori dans le sac et laissez le coton ou le papier absorbant s'imbiber de poppers. Vous pouvez laisser reposer quelques heures au frigo avant usage.

L'avantage, c'est que vous décidez de la taille de l'ouverture du zip et que vous pouvez glisser votre nez dans le sac pour respirer la quantité exacte de poppers dont vous avez envie. C'est rapide, pratique, économique, pas de risque de brûlure et vous refermez le sac en un tour de main.

Toutefois, le poppers que vous respirez est extra concentré. Attention à ne pas en prendre trop d'un coup et à vous trouver mal.

29.5 Méthode N°5 : respirez par la bouche

Une méthode pertinente, qui a pour avantage d'éviter certains effets secondaires et de vous permettre de continuer à utiliser le poppers quand ses vapeurs sont trop dures pour vos poumons, selon les utilisateurs.

<u>Mon conseil ?</u> Inspirez par la bouche, expirez par le nez. Les effets ressentis sont moins forts car la concentration de poppers respiré est plus faible. Cette méthode évite les syndromes des lèvres ou des doigts bleus qui prouvent que votre corps manque d'oxygène.

Néanmoins, si vous trouvez que ce n'est pas assez fort, vous pouvez y pallier en respirant par la bouche avec une paille.

Méfiance, le poppers rend la bouche assez sèche, pensez à bien boire avant et après. Vous pouvez aussi avoir mauvaise haleine pendant quelques heures.

29.6 Méthode N°6 : le système d'inhalation pour poppers

D'abord, une grosse mise en garde avant de vous expliquer en quoi le système d'inhalation pour poppers consiste. Cette méthode ne convient qu'aux personnes expérimentées, car l'air que vous respirerez sera intégralement saturé en poppers. C'est donc beaucoup plus fort que ce dont vous avez l'habitude, les conséquences pour votre santé peuvent être néfastes.

Le mode d'emploi est très simple : il s'agit de détourner un inhalateur de sa fonction classique et de remplacer le liquide à respirer par du poppers. On peut même pousser le vice en utilisant un inhalateur électrique. Attention le poppers peut attaquer le plastique.

Pour éviter cela, imbibez du coton ou du papier absorbant ou des mouchoirs en papier de poppers et placez-les dans la zone pour le liquide à respirer. Privilégiez les inhalateurs avec un masque qui s'adapte sur votre bouche et ou votre nez sans recouvrir vos yeux pour éviter de les abîmer.

29.7 Méthode N°7 : la chaussette au poppers

Imprégnez une vieille chaussette de poppers et respirez-la profondément. Si vous adorez les odeurs de pieds et le poppers, ce peut-être une combinaison royale. Pas de risque de brûlure ici, le poppers est contenu dans le tissu.

30. Quels sont les effets quand on respire du poppers ?

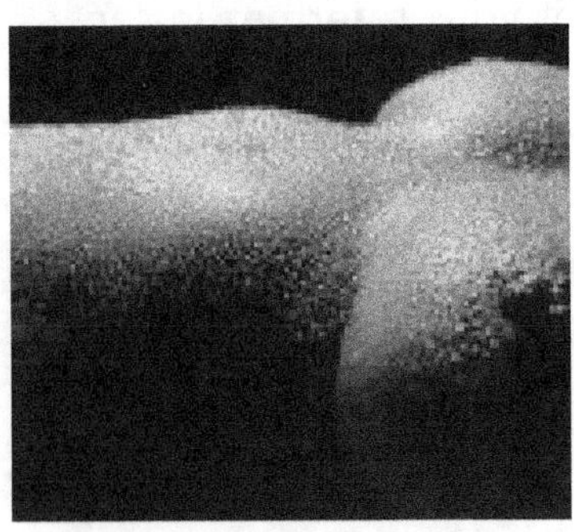

Voici un résumé des sensations que j'ai ressenti la première fois que j'ai respiré du poppers !
Je n'étais pas seul, j'étais avec un partenaire plus expérimenté, il était actif et j'étais passif mais il n'arrivait pas à me sodomiser. Il m'a alors tendu une petite fiole rouge et noir et m'a demandé de la déboucher et de l'humer. Il y avait marqué poppers sex line amyl dessus avec comme une flamme. J'ai été très surpris, je ne savais pas ce qu'elle contenait mais j'ai décidé de lui faire confiance et de la respirer.

- D'abord, le premier effet du poppers : j'ai ressenti une chaleur qui s'est propagée dans tout mon corps, j'avais très très chaud et je me suis senti devenir tout rouge.
- Puis, second effet du poppers, mon coeur a accéléré, je l'entendais battre très vite dans mes oreilles, comme si j'avais trop couru ou fait du cardio à la salle de sport, c'était surprenant, alors que je ne bougeais pas.
- Troisième effet du poppers je me sentais relaxé, mon corps s'est détendu, c'était très agréable.
- Quatrième effet, j'étais beaucoup plus réceptif au toucher, mes sens étaient excités, dès qu'il me caressait, j'étais excité, en quête de contacts, de caresses
- Cinquière effet, j'ai senti l'envie de sexe exploser en moi, je voulais son sexe intensément et je ne pensais plus qu'à cela, hors de question que nous nous arrêtions la

Je me suis masturbé pendant qu'il me faisait l'amour et j'ai rapidement éjaculé. Mon orgasme a été ultra intense, tout mon corps était agité de tremblements je m'en souviens très bien, c'était la première fois que cela m'arrivait, j'étais en nage, le souffle court et mon partenaire a dû me tenir pour éviter que je m'effondre. Il a fini par jouir en moi.
J'ai aussi eu l'impression que ma perception du temps avait été altérée - mais c'est souvent le cas quand on prend du plaisir - et je ne sais pas trop combien de temps s'est écoulé entre le moment où j'ai respiré le poppers et le moment où j'ai éjaculé en criant parce que l'orgasme était très fort.

J'ai gardé la bouteille et j'ai continué à utiliser du poppers par la suite mais je n'ai pas encore réussi à retrouver un orgasme aussi intense. Peut-être parce que j'ai changé de mec ? Toutefois j'ai remarqué que j'ai moins d'inhibitions qu'avant, moins de freins pour essayer de nouvelles positions, de nouveaux jeux sexuels.

C'est un effet du poppers. Car j'étais plutôt timide avant. Mon cul est plus relaxé et moins serré, j'avais parfois du mal avec les sexes des africains du Maghreb ou d'Afrique noire, ce n'est plus le cas. Le poppers marche aussi avec la gorge profonde, ça m'aide à détendre ma gorge et à avaler de gros sexes comme si c'était naturel.

Mes copains africains m'adorent pour cela !

J'ai aussi essayé de me masturber en reniflant du poppers et j'ai éprouvé des sensations similaires : chaleur, relaxation et beaucoup moins d'inhibition. En revanche, si je respire trop de poppers, je débande. J'ai entendu parler de popperbating - regarder une vidéo gay en reniflant du poppers - et j'ai voulu savoir ce que c'était (là aussi, avant, je n'aurais jamais essayé).

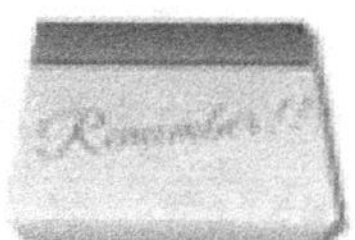

Le poppers m'a rendu encore plus excité et cochon. Quand je regarde des vidéos pour adultes, j'ai l'impression de prendre part à la scène, d'en être acteur et c'est très excitant.

30.1 Quels sont les effets secondaires du poppers ?

Les effets secondaires du poppers dépendent de vous et du poppers que vous utilisez. Certains n'en ont pas, mais d'autres oui. Par exemple le sex line amyl, un poppers français que mon ex ex ex m'a fait découvrir la première fois que j'ai pris du poppers, ne m'a jamais provoqué d'effets secondaires, si ce n'est des brûlures au nez une fois où on a beaucoup bougé.

Mais comme j'oublie de faire des réserves ou que je ne sors pas avec, je dois parfois racheter du poppers, je prends ce qui est disponible et j'ai parfois eu des soucis. En discutant avec des amis et en parcourant internet j'ai trouvé les effets suivants : de la toux et des crachats comme si vous étiez enrhumé, de la fatigue (en même temps si vous avez fait l'amour, c'est normal). Les lèvres et les ongles bleus, mais ça s'évite, les brûlures dues au poppers autour du nez - idem, c'est évitable - et les points jaunes dans le champ de vision.

La plupart de ces effets secondaires ne durent pas mais ça m'arrive parfois de tousser quelques jours et les croûtes dues aux brûlures mettent jusqu'à deux semaines à tomber, ce qui est long.

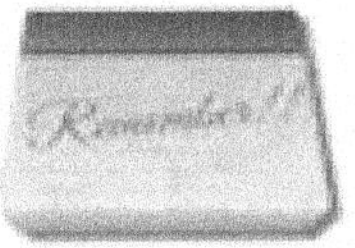

On ne sait toujours pas si le poppers est néfaste ou non pour notre santé, il n'y a pas d'études scientifiques pertinentes sur le sujet. Même si j'adore le poppers, je sais que son effet pourrait avoir un impact sur ma santé, donc je suis sage et je n'en consomme pas tout le temps.

31. Combien de temps retenir sa respiration entre chaque inspiration de poppers ?

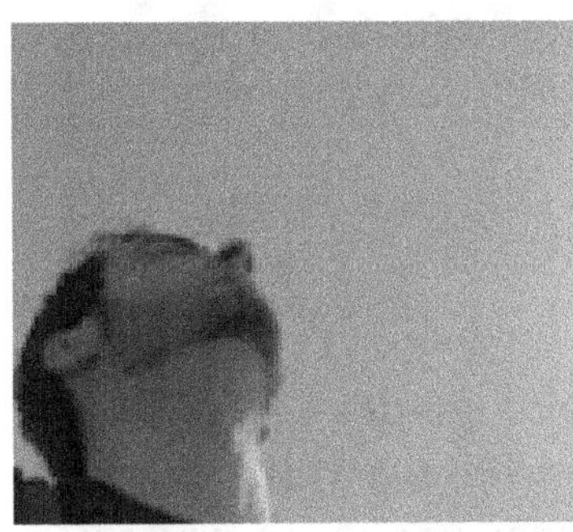

Il parait que plus on retient sa respiration longtemps entre chaque inspiration de poppers, meilleur est l'effet !
- Mais n'est-ce pas dangereux pour la santé ?
- Cela produit-il le même effet pour tout le monde ?
- Le temps que vous retenez votre souffle produit-il un effet sur l'intensité de la sensation ressentie ?

31.1 Retenir sa respiration entre chaque inspiration de poppers n'est-il pas dangereux pour la santé ?

Une chose d'abord : retenir trop longtemps sa respiration peut être mauvais pour la santé, car cela prive votre corps et votre cerveau d'oxygène. En outre, quand vous respirez plus de poppers, la concentration en oxygène est moins forte, surtout si vous collez votre narine sur le flacon, chose que je déconseille. Enfin, c'est franchement à éviter si vous souffrez de problème respiratoire. Le poppers et l'asthme ne font pas bon ménage.

31.2 Combien de temps retenir sa respiration entre chaque inspiration de poppers ?

Retenez votre respiration entre 5 et 10 secondes entre chaque inspiration, c'est déjà bien suffisant. Exhalez ensuite doucement.

31.3 Cela produit-il le même effet pour tout le monde ?

L'effet est le même pour tout le monde : pas de jaloux, le poppers a un effet décontractant sur chacun.

31.4 Le temps que vous retenez votre souffle produit-il un effet sur l'intensité de la sensation ressentie ?

Cela peut avoir une incidence, plus vous retenez votre souffle, plus le poppers va avoir le temps de passer dans votre système sanguin et donc plus fort sera son effet. Mais le poppers passe surtout dans votre corps au niveau des muqueuses du nez, cet effet est tout de même limité.

32. Comment respirer plus de poppers et accroître ses effets ?

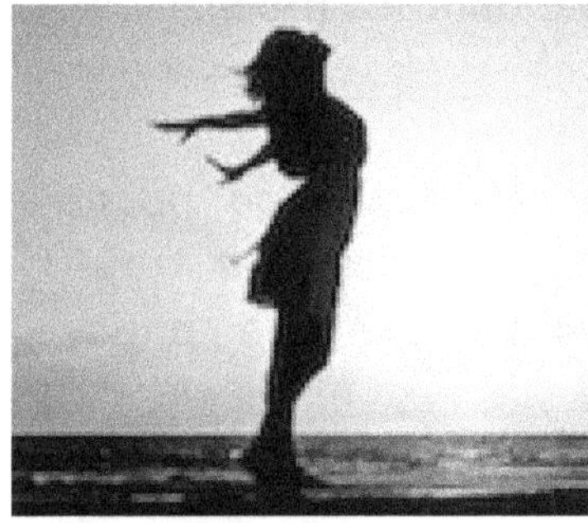

Vous pouvez changer de formule et choisir un produit plus puissant, de l'isopropyle au nitrite d'amyle puis à l'isopentyle nitrite. Ou faire chauffer un peu la fiole entre vos mains pour que le poppers s'évapore dans le flacon. Vous prendrez une forte dose en ouvrant la bouteille.

Mais il y a une autre solution, c'est de chouchouter vos sinus et vos poumons. Si vous respirez mieux et plus profondément, vous inspirez plus et augmentez l'effet du poppers. CQFD.

32.1 Comment respirer plus de poppers ?

- Vous pouvez utiliser des techniques de yoga ou de respiration pour accroître le volume d'air inspiré, mais c'est contraignant.
- Vous pouvez aussi, et ça c'est plus facile, faire une inhalation avec un produit à base de plantes, comme du Pérubore.
- Ou encore utiliser un produit comme du Rub à inhaler avant votre session poppers ou à étaler sur votre cou pour dégager vos bronches.
- Autre astuce naturelle : nettoyer votre nez avec un spray rempli d'eau de mer ou avec de l'eau et du sel permet de mieux respirer. C'est un peu désagréable, mais très efficace.

Maintenant que votre nez et vos bronches sont bien nettoyés et dégagés, vous ne respirez plus du poppers comme avant.

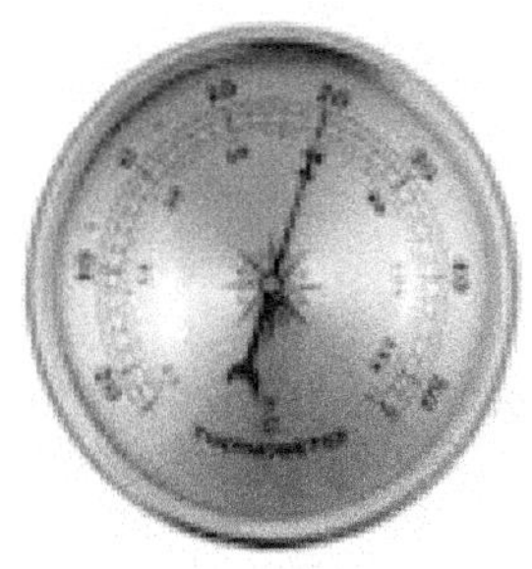

Il existe différentes méthodes pour augmenter les effets du poppers et le rendre encore plus fort qu'il ne l'est déjà.

33.1 Méthode n°1 : prendre une grande inspiration et retenir sa respiration

En prenant une grande inspiration, vous permettez à plus de poppers de pénétrer dans votre organisme et vous accroissez ses effets. Toutefois, il passe surtout dans le corps au niveau des muqueuses nasales, retenir votre respiration 5 à 10 secondes est suffisant.

Voici comment faire :
1. Ouvrez la bouteille et commencez par prendre une petite inspiration.
2. Refermez-la et laissez votre corps s'adapter car le poppers fait chuter la pression sanguine dans le corps et l'accroit dans le cerveau. Cela évite les nausées ou le mal de crâne qu'on peut ressentir si on y va tout de suite trop fort.
3. Puis, prenez une petite respiration, ouvrez la bouteille et sans reprendre votre souffle, prenez une première grande inspiration, soufflez, une seconde, soufflez puis une troisième.
4. Enfin, refermez la bouteille et laissez le poppers faire son effet pendant les prochaines minutes.

Une méthode facile et que vous pouvez utiliser n'importe ou pour augmenter les effets du poppers. **Attention à ne pas la répéter trop souvent car votre organisme a un besoin vital d'oxygène pour fonctionner.**

33.2 Méthode n°2 : réchauffer le poppers

Si vous laissez votre bouteille de poppers dans un endroit chaud, par exemple dans une salle de bain pendant la douche ou près d'une casserole dans la cuisine, ou si vous le gardez entre vos cuisses nues ou entre vos mains, votre arôme sera plus volatil.

En outre, comme le gaz prend plus de place que le liquide, l'ouverture de la bouteille provoque un lâcher énorme de poppers concentré. Parfait pour augmenter ses effets. Plus qu'à inspirer. Réchauffer le poppers est assez radical, n'utilisez cette méthode que si vous êtes déjà habitués à ce produit.

Ne laissez pas non plus votre bouteille d'arôme dans un lieu trop chaud ni proche d'une flamme, car le poppers est inflammable.

33.3 Méthode n°3 : concentrer le poppers

Concentrer le liquide pour augmenter les effets du poppers est assez facile. Mais pour cela il faut changer la façon de respirer du poppers. Plutôt que de laisser celui-ci se répandre dans une pièce froide, chauffez-la pour qu'il se répande plus vite et augmenter ses effets.

Vous pouvez aussi, même si ces méthodes sont plus dangereuses, utilisez un sac congélation ou un masque voir un masque à gaz pour respirer votre poppers.

Comment ça marche ? Lisez le chapitre « *Comment respirer du poppers* » si vous voulez connaître toutes les méthodes dans le détail.

Voici un rapide résumé de ce qui vous intéresse ci-dessous.
1. Procurez-vous un sac congélation avec une ouverture à zip.
2. Ajoutez-y une ou deux feuilles de papier absorbant et faites-y couler votre poppers.
3. Refermez le sac et laissez le papier absorbant s'imbiber le poppers.
4. Ensuite, ouvrez le sac juste assez pour y passer votre nez ou votre bouche et inspirez.

Le résultat ? Radical.

En ce qui concerne le masque, répandez du poppers sur la partie absorbante située juste sous vos narines et votre bouche. Puis enfilez le en faisant attention à ce que cette partie n'entre pas en contact avec la peau.

Même chose avec le masque à gaz mais placez le poppers dans du coton que vous placerez dans le filtre.

Attention avec cette méthode, votre organisme a aussi besoin d'air, enlevez régulièrement le masque.

33.4 Méthode n°4 : changer de poppers

- Votre poppers est peut-être un vieux et éventé. Il est temps d'en acheter une nouvelle bouteille.
- Ou bien vous utilisez par exemple un poppers à l'isopropyle et vous pourriez changer de formule pour un poppers plus fort.

Par ordre croissant, il existe du poppers à l'isopropyle, à l'isobutyle (interdit depuis 2017), à l'amyle et au pentyle.

33.5 Méthode n°5 : secouer le poppers

Pour augmenter la concentration de poppers dans la bouteille, vous pouvez secouer le flacon de poppers avant de l'ouvrir. Cela favorise l'évaporation et l'intensité de la concentration de poppers dans la bouteille. Votre première bouffée va être extraordinairement forte.

33.6 Méthode n°6 : cumulez les méthodes

Pour un effet encore plus fort, vous pouvez cumuler les méthodes pour augmenter les effets du poppers. C'est sans comparaison.

Cette dernière option est à utiliser avec parcimonie et en faisant attention.

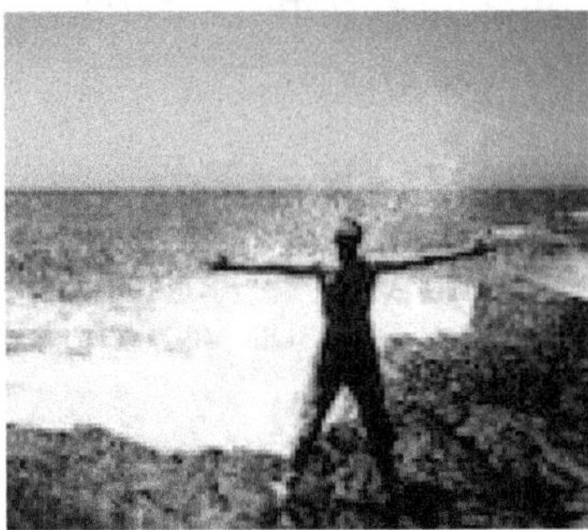

Humer du poppers, c'est agréable et excitant, mais comment s'y prendre, quand vous êtes seul ou que vos partenaires sont fatigués de jouer avec vous ?

- Vous pouvez bien sûr augmenter les effets du poppers et le rendre plus fort comme nous l'avons vu dans le chapitre précédent.
- Mais existe plusieurs solutions complémentaires, entre les vidéos, les sex-toys et le matériel pour jouer sur vos sens et vous ouvrir de nouveaux terrains de jeu.

34.1 Les vidéos de popperbate

Quand on renifle du poppers, les sens sont exacerbés. Vous avez l'impression en regardant un film porno d'être devenu acteur de cette vidéo. D'où l'intérêt des vidéos de popperbate qui sont souvent une compilation des meilleurs moments de vidéos adultes thématiques avec, de temps à autre, une injonction - ou un ordre selon vos fantasmes - à prendre toujours plus de poppers.

34.2 Le bandeau pour les yeux

Confortable et opaque, le bandeau pour les yeux et la cagoule ouverte sur le nez et la bouche sont intéressants quand vous prenez du poppers car vous devenez aveugle. Cela exacerbe vos 4 autres sens, notamment le toucher et l'excitation que vous avez à jouer avec des sex-toys.

34.3 Les bouchons d'oreilles

Complément intéressant au bandeau, les bouchons d'oreilles vous permettent de mieux vous concentrer sur votre plaisir, sans stimuli extérieurs. Vous êtes dans votre bulle, à la découverte de votre corps, de ses zones érogènes et de ce qui vous excite. Parfait pour accroître les sensations avec du poppers !

34.4 Utiliser un stimulateur de prostate

Pour les hommes amateurs de nouveaux plaisirs, le stimulateur de prostate est recommandé. D'abord parce que le poppers permet une meilleure dilatation anale, le stimulateur prostatique entre donc plus facilement. Ensuite, parce que le poppers exacerbe les sensations. La prostate est ainsi beaucoup plus facile à trouver et à exciter, ce qui vous mène à l'orgasme prostatique, déjà ultra puissant et encore décuplé par le poppers.

Pour l'avoir ressenti, c'est un orgasme inoubliable. J'en suis resté pantois de longues minutes et la quantité de sperme éjaculée est énorme. Le stimulateur de prostate est excellent pour accroître les sensations avec du poppers.

34.5 Utiliser un gode réaliste ou un vibro

Si vous voulez plus gros que le stimulateur de prostate ou si vous aimez varier les plaisirs, tournez-vous vers un godemiché vibrant ou classique. Outil de plaisir régulier, le gode réaliste moulé sur un vrai sexe et ou le vibromasseur avec mouvement de va et vient haut de gamme - voire une magic wand - sont de bons compagnons pour prendre plus de plaisir avec du poppers.

Les vibrations produites par le mouvement de va et vient et par les moteurs des sex-toys accroissent votre plaisir. Le poppers vous envoie ailleurs et vous procure l'impression que vous êtes en train de vous faire pénétrer.

Illusion encore plus forte si vous bandez vos yeux et/ou que vous avez des bouchons dans les oreilles. Vous vous concentrez exclusivement sur votre plaisir et accroître les sensations avec du poppers.

35. Comment construire son masque à poppers ?

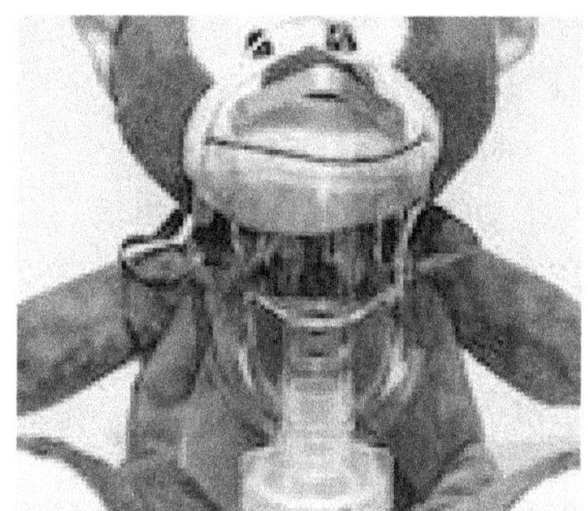

Les utilisateurs de poppers veulent des sensations plus fortes, plus de désinhibition, avoir plus envie de sexe et pour cela, l'une des solutions est d'augmenter la concentration de poppers dans l'air que l'on respire.

Oui mais cela peut-être dangereux comme je vous en ai déjà parlé dans les chapitres «*Comment respirer plus de poppers* » et « *Comment respirer du poppers autrement qu'en le respirant* ». Car **vous respirez du poppers avec une concentration beaucoup plus forte que d'habitude. Et l'apport en oxygène, vital pour rester en vie, s'en trouve réduit d'autant.**

Néanmoins, après ces mises en garde, voici comment construire son masque à poppers.

35.1 Comment utiliser un masque à gaz pour respirer du poppers ?

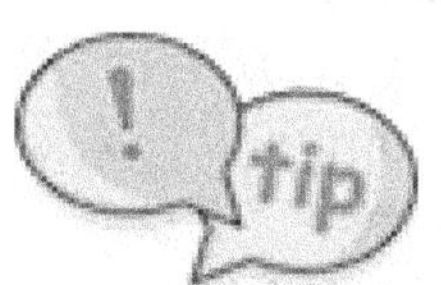

Avant de commencer, une astuce, si vous n'êtes pas bricoleur, vous pouvez recycler un vieux masque à gaz de l'armée. Vous en trouverez dans des surplus militaires bien achalandés. Prenez un modèle simple avec une ouverture de secours pour laisser entrer rapidement l'air extérieur. Il vous suffit ensuite de dévisser la partie où se trouve le filtre et d'y insérer un coton imbibé de poppers d'enfiler le masque à gaz et de respirer.
Vous allez accroitre énormément les sensations du poppers.

Si vous ne vous sentez pas bien à cause de la puissance du poppers, utilisez l'ouverture de secours pour que la concentration de poppers dans l'air décroisse au plus vite et enlevez votre masque dès que vous le pouvez. C'est pour cela que **cette pratique du masque à poppers est dangereuse.**

Parfois, on n'a pas le temps de sentir que l'on tourne de l'oeil, c'est déjà trop tard ! Et on en a encore moins le temps de retirer le masque.

Pas de masque à gaz à la maison ou de surplus militaire dans le coin ? Vous aimez tout faire vous même ? Voici comment construire votre masque à poppers.

35.2 Comment construire votre masque à poppers

Vous avez besoin :
- D'un masque d'anesthésie en caoutchouc
- D'un connecteur de 22 mm : c'est le lien entre le masque et le nébuliseur
- D'un nébuliseur : il contient le poppers

Tous ces produits peuvent s'acheter en ligne ou dans un magasin de vente de fournitures médicales.

Vérifiez que tous vos produits sont fabriqués en polyéthylène ou en CPR, tous deux résistants au poppers. Si le nébuliseur possède un insert en plastique, retirez-le, il est inutile. Pour améliorer l'entrée d'air dans le nébuliseur et la puissance du poppers que vous respirez, percez délicatement 4 trous dans le fond du nébuliseur avec un tournevis ou une perceuse.

Utilisez du coton ou du papier absorbant plié en deux : dévissez la chambre du nébuliseur, imbibez le coton ou le papier de poppers puis placez-le dans la chambre. Revissez la chambre du nébuliseur et arrêtez vous 1/8 de tour avant la fin pour permettre un appel d'air plus important et des sensations plus fortes.
Patientez 15 secondes, le temps pour les vapeurs de poppers de s'évaporer puis allongez-vous sur le dos, posez doucement, sans le presser, le masque sur votre visage et inspirez. L'air se force un passage à travers le coton ou le papier et entraine avec lui les vapeurs de poppers.

La concentration de poppers est beaucoup plus importante que si vous respiriez votre poppers à la bouteille. Attention, c'est du brutal, nous vous conseillons de commencer avec un poppers faible au nitrite d'isopropyle, comme le jungle juice original. Lorsque vous serez habitué, vous pourrez presser le masque sur votre visage. L'étanchéité diminuera la concentration d'air et augmentera celle de poppers. L'effet du poppers sera plus fort.

36. Comment bander avec du poppers ?

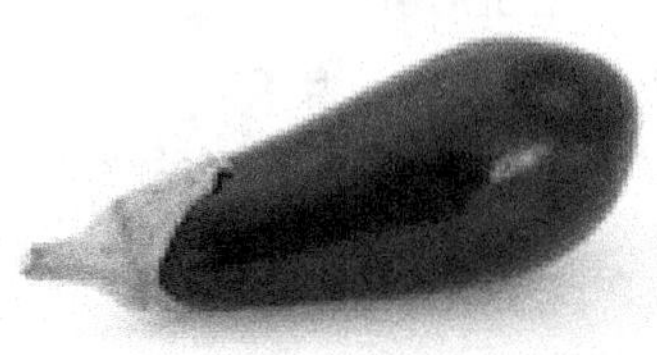

Le poppers est très agréable mais il fait débander à forte dose : comment bander avec du poppers ?
Sentir ses doigts qui glissent sur son sexe alors que le poppers vous excite et ne vous fait penser qu'à faire l'amour, ou que vous regardez une vidéo pour adulte en même temps, c'est un plaisir incroyable. Rien d'autre ne vous le procure. Seulement, le

poppers, au bout d'un moment, fait débander. Au bout de 4-5 respirations, votre sexe est déjà plus mou et quand le processus est enclenché, il est difficile d'avoir une nouvelle érection. Alors comment bander avec du poppers ?

Voici quelques idées à utiliser séparément ou à additionner.

36.1 Utiliser un cockring pour bander avec du poppers

Vous pouvez acheter un anneau de sexe en acier ou en silicone pour bander avec du poppers. Le principe de ce sex-toy est de maintenir le sang dans votre sexe, en ralentissant son départ. Le sang est là, votre verge est bien gonflée, très dure et l'érection perdure.
Vous continuez à vous masturber avec du gel et prenez du plaisir en respirant votre poppers favori.

36.2 Utiliser des pinces à seins pour bander avec du poppers

Aimez-vous qu'on vous pince les seins, qu'on vous les lèche et vous les tire ? Cela vous provoque-t-il une érection très dure et une forte excitation ? Alors c'est parfait pour prolonger votre érection quand vous respirez du poppers. Vous pouvez utiliser vos mains, mais si vous préférez que vos doigts vous caressent les bourses et vous masturbent, il existe aussi des pinces à seins ou des coffrets d'aspiration des tétons pour exciter ces zones érogènes.

36.3 Utiliser un masturbateur pour bander avec du poppers

Un sex-toy pour se masturber pendant que vous respirez du poppers peut-il vous aider à mieux conserver votre érection ? La gymnastique n'est guère facile, il vous faut prendre le flacon de poppers dans une main toutes les 4-5 minutes, pendant que vous vous branlez de l'autre. Mais vous pouvez aussi laisser la bouteille de poppers ouverte à côté de vous et vous concentrez uniquement sur votre plaisir.

Autre solution, un masturbateur Autoblow 2 Plus qui fait les mouvements de va et vient de la fellation à votre place. Vous gardez les mains libres pour le poppers et la stimulation de vos zones érogènes.

36.4 Utiliser un gel lubrifiant chauffant pour bander avec du poppers

Combiné avec l'utilisation du masturbateur, le gel lubrifiant chauffant est votre allié pour tonifier une érection ramollo. La chaleur produit de l'excitation, qui vous aide à bander mieux et plus. Il est compatible avec les sex-toys et à base d'eau, utilisez-le avec votre masturbateur pour prendre toujours plus de plaisir en respirant votre poppers favori.

36.5 Utiliser le poppers avec parcimonie

Et si vous utilisiez le poppers avec parcimonie, comme une épice dans un plat ? Vous pouvez noter à partir de combien de respirations vous débandez et vous arrêter de respirer du poppers à l'inspiration précédente. Ou ne respirer votre poppers que 3 ou 4 fois pendant que vous vous masturbez.

36.6 Utiliser le poppers à la dernière minute pour provoquer l'éjaculation

Le poppers vous fait débander si vous en prenez trop, alors pourquoi ne pas le respirer à la dernière minute, quand vous sentez que l'éjaculation monte ? Il va accroître vos sensations et vous procurez une éjaculation avec un ressenti beaucoup plus jouissif qu'à l'accoutumé.

36.7 Faire appel à un.e ami.e pour bander avec du poppers

Cet.te ami.e va vous faire une fellation, lécher vos bourses, vos seins et exciter vos zones érogènes pour mieux vous faire bander pendant que vous respirez du poppers. Vous pouvez aussi lui laisser les commandes. Utilisez un bandeau en cuir pour les yeux pour ne plus voir, lui demander de vous attacher les mains avec une paire de menottes ou une corde, ajoutez des bouchons d'oreille et le laisser mener la séance de masturbation.

Il ou elle alternera entre l'excitation que vous procure son odeur, sa langue, ses doigts, d'autres sex-toys comme un masturbateur et l'envie de sexe et la désinhibition que vous procure le poppers. Faites-lui l'amour et donnez-lui du plaisir ensuite, le plaisir partagé est toujours meilleur

---

37. Quel est le meilleur poppers pour une dilatation anale maximale ?

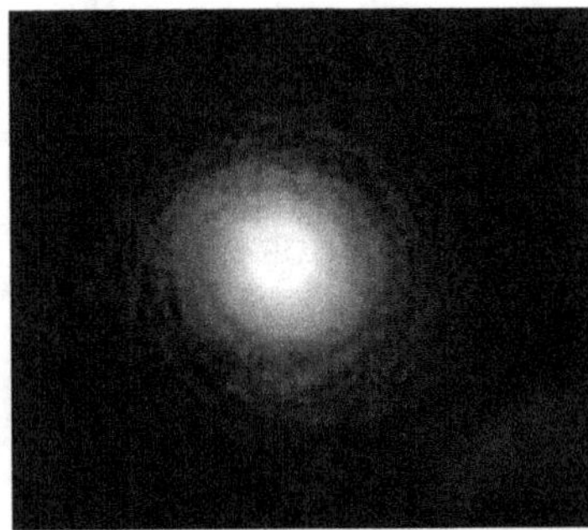

Les personnes qui prennent du poppers le font souvent pour une raison : permettre à leur anus de se dilater pour la sodomie et atteindre une dilatation anale maximale. Le but, c'est qu'un mec très bien monté vous fasse l'amour. Mais cela peut aussi permettre le passage d'un poing ou d'une main et un fist !

37.1 Quel poppers choisir pour une dilatation anale maximale ?

Il y a 3 molécules utilisées pour fabriquer du poppers : de l'isopropyle (faible puissance), de l'amyle (puissance moyenne) et du pentyle (forte puissance). Le **butyle étant désormais interdit dans l'UE**, il n'en sera pas question ici.

Evidemment pour une dilatation anale maximale, mieux vaut se tourner vers le plus puissant, le nitrite de pentyle. Mais quelle marque prendre ?

- Certaines marques de poppers sont très explicites, ainsi le poppers Fist.
- D'autres sont connues pour être des poppers costauds à l'isopentyle nitrite comme le Super Rush Black Label, le poppers King fabriqué en France ou encore le poppers Faust.

Quel est le meilleur poppers pour une dilatation anale maximale ?

- D'expérience, je vous recommande le poppers Fist si vous souhaitez atteindre les joies du fist. Il est parfait.
- Si vous n'en trouvez pas, prenez du poppers Adler, exceptionnel. Enfin, une valeur sûre, Amsterdam Black Label, il ne vous décevra pas.

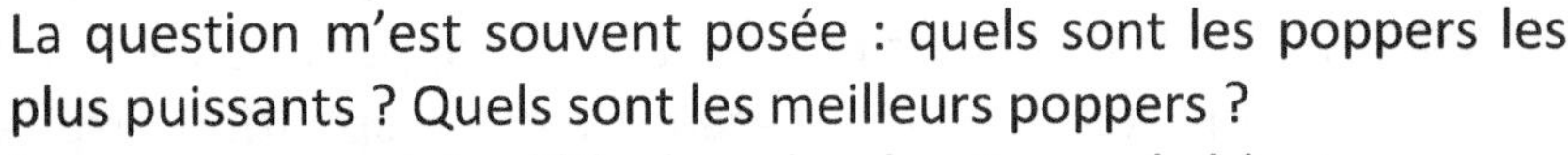

La question m'est souvent posée : quels sont les poppers les plus puissants ? Quels sont les meilleurs poppers ?

Je vous en parlais déjà dans le chapitre précédent en vous expliquant que la molécule la plus puissante, c'est l'isopentyle nitrite ou nitrite de pentyle. Peu de poppers contiennent du nitrite de pentyle. Ces poppers sont donc rares.

Pour vous faciliter la tâche, voici un top 3 des meilleurs poppers puissants, avec l'aide de 5 testeurs de poppers amateurs.

- J'ai réuni 5 testeurs chanceux et je leur ai donné à tester tous les poppers au nitrite de pentyle du marché.
- On peut citer différents poppers, comme Elix Penthyl, King Power, Gold Rush, Super Rush Black Label, Amsterdam Black Label, Faust, et Adler.
- Ces testeurs ont passé deux bonnes semaines à essayer ces poppers à fond !

Après test de chaque poppers et croisement des résultats, voici le classement de nos 5 testeurs de poppers.

1) Première place, <u>le poppers Adler 9 ml</u> : un produit allemand de haute qualité, un poppers fort que nos testeurs ont préféré. Petit flacon mais gros effet et une odeur puissante mais agréable.

2) Seconde place : le poppers <u>Amsterdam Black Label 24 ml</u>. Ce poppers au nitrite de pentyle a de bons effets, il est puissant et les testeurs ont adoré l'utiliser pour des sessions de popperbate. Le prix leur a plu aussi. La taille du flacon le réserve en priorité aux gros consommateurs de poppers.

3) Troisième place : un poppers français, il s'appelle <u>King Power</u>, c'est un puissant poppers à l'isopentyle nitrite. Les testeurs l'ont bien aimé, bonne odeur, produit Made in France, un poppers fort qui fait se détendre votre anus et vous donne envie de sexe et de câlins.

Quelques commentaires : « Pas mal du tout » « Je ne connaissais pas, un bon poppers français » « Il rentre facilement dans ma poche ».

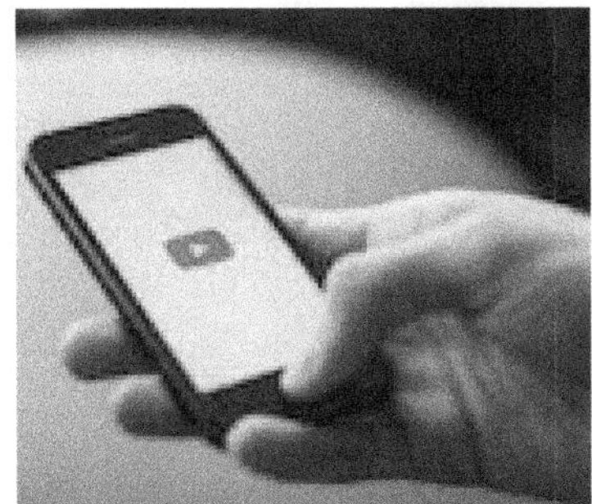

Vous avez peut-être déjà croisé une vidéo de popperbating ou popper bating ou popper training video sans le savoir en regardant des vidéos pour adultes. En général, ces vidéos de popperbating sont des montages amateurs de compilations thématiques (masturbation, sodomie, etc ...) avec des instructions qui apparaissent sur l'écran. Le montage peut prendre des heures, mais vivre ses fantasmes n'a pas de prix. La bande son est adaptée, elle va souvent crescendo dans le rythme, pour plus d'excitation, avec des accélérations au moment ou une instruction apparait.

Il y a de nombreuses thématiques, toutes répondent à des fantasmes physiques, intellectuels, raciaux, etc …

Les instructions concernent le poppers : ouvrez la bouteille, respirez-la, une fois voir deux fois, retenez votre respiration, expirez avant de recommencer pendant que des images pornos défilent à l'écran.

- Suivre ces instructions induit une forme de soumission mais aussi l'impression que la personne qui vous dirige est avec vous dans la pièce.
- Entre chaque instruction, vous vous masturbez et excitez vos zones érogènes ce qui fait monter votre désir.
- Si l'effet est assez réduit au départ, au fur et à mesure que vous consommez du poppers, vous ne pensez plus qu'au sexe et au fantasme qui vous obsède et qui défile à l'écran.
- Le poppers vous donne l'impression que vous êtes dans le film, d'en être acteur. Vous vous immergez dans la scène.

L'impression est renforcée par cette personne qui vous dirige, comme un metteur en scène avec ses acteurs. Elle connait parfaitement les effets produits par le poppers, puisqu'elle est elle-même amatrice. Elle va les utiliser pour vous faire jouir pendant que vous regardez sa vidéo. En outre, si vous suivez les instructions du film, vous consommerez sans doute plus de poppers que vous ne l'aviez prévu ou que d'habitude, ce qui vous mènera dans un état second.

Attention à ne pas consommer trop de poppers.

Pensez à prévoir plusieurs bouteilles d'arômes avec des poppers différents à l'isopropyle, au nitrite d'amyle ou à l'isopentyle pour varier la puissance du poppers respiré et accompagner la montée du plaisir.

Ce type de vidéo est une méthode radicale pour faire monter le désir et votre orgasme ou votre éjaculation.

Certains pratiquants confessent faire durer la session de popperbate pendant des heures tant ils aiment cela, voire enchainer deux sessions avec une petite période de repos entre les deux.

Vous pouvez jouer seul ou à deux mais aussi utiliser vos sex-toys favoris (gode, plug, masturbateur, simulateur de prostate …). C'est une activité plutôt masculine. Prévoyez quelques heures de repos ensuite, car c'est physiquement fatiguant.

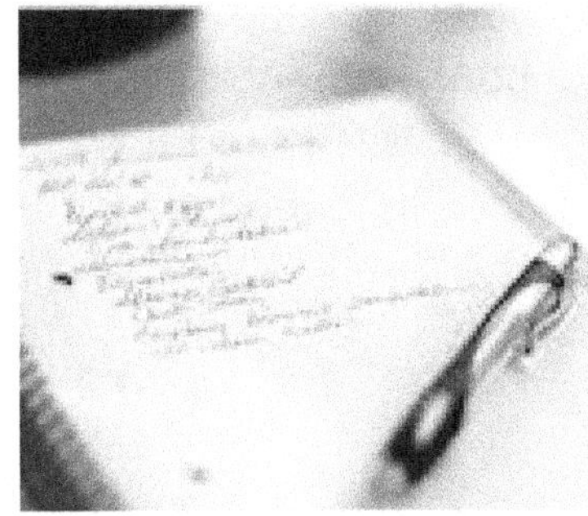

Quand on se fait une session de popperbate avec du poppers, il y a toujours une longue liste de choses à préparer pour tout avoir sous la main et ne pas s'interrompre pendant la session.

Voici ma liste :

1. D'abord, je mange, rien de plus distrayant qu'un estomac vide.
2. Ensuite je me lave, je prends une douche chaude ou un bain pour bien me détendre.
3. Je sors les bouteilles de poppers du frigo pour qu'elles montent en température et que le poppers s'évapore à l'intérieur. En général j'aime utiliser du poppers à l'amyle nitrite ou du poppers au nitrite de pentyle bien plus fort.
4. Je sélectionne les vidéos pornos que je vais regarder, je les classe dans le bon ordre et je branche mes écouteurs quand je suis dans mon appartement ou les hauts parleurs si je suis dans une maison tranquille.
5. Ainsi immergé dans l'action, j'ai l'impression que je prends part aux scènes de sexe que je regarde et ma session de popperbate est plus intense.
6. Je sors le gel lubrifiant hybride à base d'eau et de silicone, les mouchoirs, ma crème de masturbation, des préservatifs pour protéger les sextoys.
7. Je sélectionne mes sex-toys, mes vibromasseurs - je vérifie qu'ils sont bien chargés - mes godes, voire ma fucking machine.
8. Je me sers un verre d'eau et je prends une bouteille : les poppers ça donne soif !
9. Je baisse la lumière pour créer une ambiance.
10. J'aime bien commencer par un poppers léger ou moyennement fort comme l'Amyl au nitrite d'amyle puis je passe au Super Rush Black Label, un poppers au nitrite de pentyle beaucoup plus puissant ou à l'Adler.
11. Je fais aussi évoluer les scènes pornos que je regarde, je commence par des préliminaires avant de passer aux scènes de sexe ou de groupes. Tout dépend de vos fantasmes, adaptez les films à vos envies et au temps disponible. Vous pouvez aussi avoir envie de regarder des vidéos hypnotiques ou avec des maîtres ou des maîtresses qui vous dirigent et vous disent quand humer le flacon de poppers.
12. J'utilise un maximum de gel lubrifiant ou de crèmes de masturbation lors de sessions de popperbate longues.
13. Enfin dernière chose, ces sessions de popperbate sont intenses et fatigantes, donc je me prévois toujours une journée de repos ensuite. A minima une grasse matinée.

Cela fait beaucoup de choses à préparer pour une bonne session de popperbate ! Mais c'est le minimum pour ne jamais s'interrompre et s'éclater.

41. Quelle quantité de poppers respirer lors d'un popperbate ?

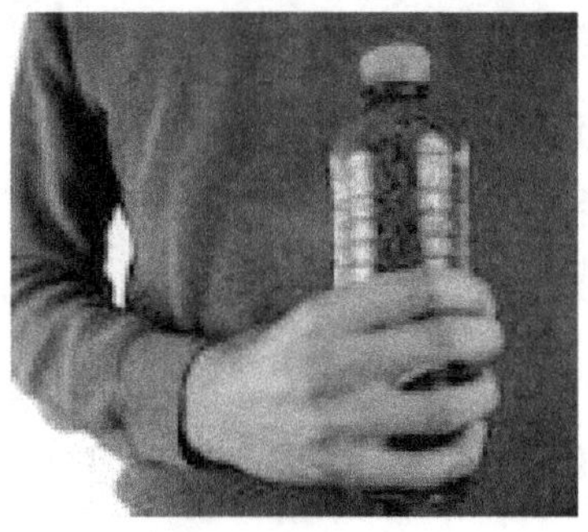

Cette question est rhétorique, mais le but principal est de savoir s'il vous reste assez de poppers dans votre bouteille. Ou si vous en sortez une autre pour plus tard pour éviter d'être interrompu pendant que vous prenez du plaisir ! Certains utilisateurs résolvent le problème autrement : ils débouchent une nouvelle bouteille à chaque séance.

41.1 Préparer sa séance de popperbating : prévoir l'action

Première chose avant de commencer votre séance de popperbate, interrogez-vous sur l'âge de votre bouteille. Si vous ne le connaissez pas, reniflez votre poppers pour voir s'il vous fait encore de l'effet ! S'il est éventé, une nouvelle bouteille s'impose.

Ensuite la quantité va dépendre de votre sensibilité au poppers : est-ce que le poppers vous excite et vous fait éjaculer de suite ?

Et de ce que vous avez prévu : avez-vous sorti des sex-toys, ou avez vous prévu des vidéos ?

41.2 Quelle quantité de poppers respirer ?

Quand on lit les témoignages d'utilisateurs, on trouve de tout. Mais on se rend surtout compte que l'utilisateur moyen respire sa bouteille de poppers dès que les sensations commencent à disparaître.

Si le poppers est à base d'isopropyle, il est faible, on y reviendra plus souvent qu'un poppers à l'amyle ou un arôme à l'isopentyle, beaucoup plus fort et avec des effets qui durent plus longtemps.

On trouve ainsi :

- Benji - les prénoms des utilisateurs interviewés ont été modifiés pour préserver leur anonymat - qui nous assure que ses séances de popperbate durent près de 7 heures et qu'il respire 15 ml de poppers durant cette période, soit une petite bouteille et demi.
- Plus rapide, Philippe, pour qui la session dure une demi-heure et pendant laquelle il respire sa bouteille une quarantaine de fois.
- Pour la même durée, Adrien utilise 6 fois son flacon de poppers.
- Marco nous dit que pour une session de 20 minutes, il a besoin de respirer du poppers 3 fois et c'est bien suffisant pour qu'il se sente excité et détendu. En revanche, s'il sort et respire du poppers en boite par exemple, il y reviendra une quinzaine de fois en 3-4 heures.
- Ensuite, Grégor essaye de laisser passer entre 4 et 5 minutes entre chaque inspiration de poppers, mais il ne précise pas pendant combien de temps.
- Enfin, Jérôme, pour qui ce genre de question n'a pas lieu d'être : si on se la pose, c'est qu'on ne prend pas de plaisir avec le poppers et qu'on se pose trop de questions.

A la lumière de ces témoignages, la clef est d'adapter sa consommation de poppers à ses envies pour être très excité tout en évitant le mal de crâne et les effets secondaires d'une surconsommation.

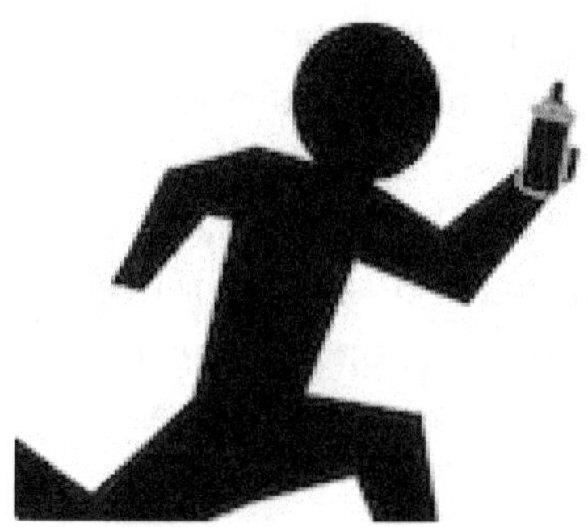

Au sauna on est souvent nu ou avec une petite serviette ! Mais comment transporter son poppers dans un sauna quand on est nu, sans poches et qu'on souhaite prendre du plaisir?
Voici donc trois idées.

42.1 Transporter sa bouteille de poppers à la main

Vous êtes complètement nu au sauna, équipé d'une paire de claquettes et d'une petite serviette autour de vos hanches ? La solution la plus simple est de prendre votre flacon de poppers à la main et poser votre bouteille de poppers à côté de vous pendant que vous vous relaxez au sauna, au hammam. La bouteille en verre est étanche, elle ne risque rien. Et au moins vous annoncez la couleur, vous aimez jouer et vous aimez le sexe avec du poppers.

C'est aussi pour cela que vous trouvez du poppers à vendre dans les saunas, pour une consommation immédiate !
Toutefois, attention aux fâcheux qui vous empruntent votre bouteille et in fine vous la volent, c'est très frustrant.

42.2 Transporter son flacon de poppers dans un bracelet poignet

Il existe maintenant des bracelets avec des poches intégrées. Ces bracelets poignets avec des poches peuvent être en cuir ou en tissu éponge par exemple. Ils possèdent de petites poches qui se ferment avec une fermeture éclair et habillent avec élégance votre corps nu.
Pratiques pour y glisser votre carte d'identité, quelques billets quand vous faites du sport ou pour les festivals musicaux pour avoir un oeil sur vos biens. La solution est de détourner ces bracelets pour les porter au sauna et de glisser votre flacon de poppers dans la poche.
Dans cette optique, nous vous conseillons les versions en tissu éponge ou en feutre utilisées par les sportifs.

42.3 Transporter son flacon de poppers autour de son cou

Transportez votre flacon de poppers autour de votre cou. Avec cette méthode les autres utilisateurs savent ce que vous voulez. Changez le bouchon de poppers par un bouchon en liège percé d'un trou horizontal. Puis, faites passer un fil dans le trou, vous pouvez désormais porter votre poppers autour de votre cou, comme un pendentif. On peut aisément transporter son poppers au sauna ainsi.

Il existe un autre modèle avec un petit sac en tissu, comme une bourse. Le principe reste le même, un long lacet double permet de fermer le sac et passe autour de votre cou. Vous placez le poppers dans la bourse et vous tirez sur le lacet pour y emprisonner le poppers.

42.4 La mauvaise idée : transporter sa bouteille de poppers dans ses sous-vêtements

Certains mecs pensent résoudre le problème en gardant leur slip ou leur jockstrap dans le sauna. Ils peuvent ainsi y glisser leur flacon de poppers. L'idée est intéressante en théorie.

En pratique, c'est beaucoup moins fun, d'abord parce que la bouteille est serrée contre votre corps et bouge, c'est très inconfortable et peu pratique pour la dégainer.

Vous avez le risque que la bouteille tombe : éclats de verre sur le sol alors que la majorité des utilisateurs sont pieds nus, obligation de trouver un point de vente de poppers, voir un distributeur si vous n'avez pas de liquide et que l'établissement ne prend pas la carte bleue, perte de votre bouteille. Ca fait beaucoup d'inconvénients.

Votre santé et le poppers

43. Comment respirer du poppers autrement ?

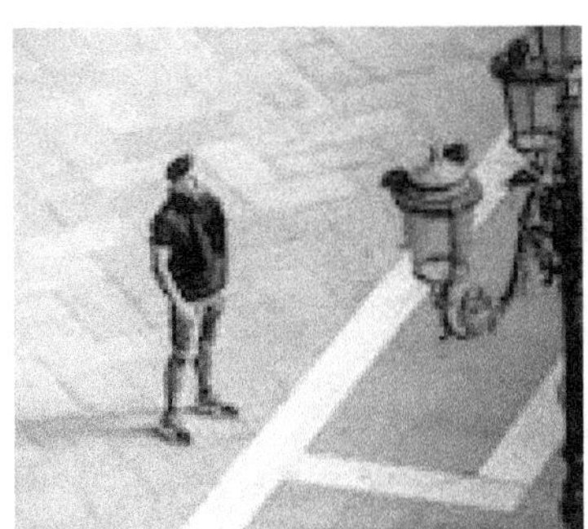

Respirer du poppers en collant votre nez à la bouteille n'est pas la meilleure façon d'en profiter. D'abord, parce que les vapeurs de poppers trop concentrées peuvent irriter vos muqueuses. Ensuite, **parce que la trop forte concentration de poppers dans l'air que vous respirez ne permet pas à votre corps d'être correctement irrigué en oxygène**. Vos ongles et ou vos lèvres deviennent bleus et vous devez arrêter de prendre du poppers pendant quelques heures. Puis parce que le poppers est joueur, un faux mouvement est vite arrivé dans le feu de l'action, le poppers gicle et brûle votre peau et ou vos vêtements. Vous devez soigner cette brûlure de poppers ou réparer le vêtement voir le jeter.

Désagréable. Enfin parce que vos mains sont prises alors qu'elles seraient bien mieux ailleurs, sur les zones érogènes.

43.1 Comment respirer du poppers autrement qu'en collant son nez à la bouteille ?

Il existe plusieurs techniques pour éviter tous les soucis dont nous venons de parler.

La première consiste à simplement ouvrir le flacon et à respirer le poppers par la bouche. En n'approchant pas votre fiole trop près, vous évitez les lèvres bleues et vous préservez vos muqueuses. Mais le poppers peut toujours gicler. Utilisez alors les techniques de la bouteille avec un bouchon sport ou insérez une boule de coton dans votre bouteille. Bémol, vos mains sont occupées.

La seconde technique pour respirer du poppers sans risque, c'est de s'installer dans une petite chambre bien chauffée, d'en fermer la porte et d'ouvrir le flacon de poppers pour le laisser se diffuser. Grâce à la chaleur, les vapeurs de poppers envahissent la pièce, vous apportant cette envie de sexe, cette détente anale que vous connaissez bien. Pas de risque d'accident et vos mains sont libres. Alors, certes, le poppers que vous respirez ainsi est bien moins concentré mais les effets sont là et c'est beaucoup plus confortable ainsi.

44. Diffuseur à poppers : comment diffuser votre arôme ?

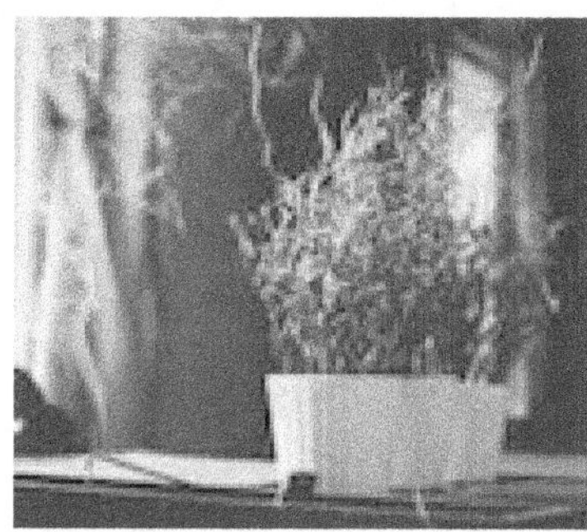

Il existe de nombreuses solutions quand on regarde en ligne. Certains utilisateurs disent utiliser un diffuseur de parfum d'ambiance dans lequel ils mettent du poppers. D'autres évoquent un inhalateur, comme celui qu'on utilise quand on est enrhumé.

44.1 Peut-on utiliser un diffuseur de parfum d'ambiance comme diffuseur de poppers ?

Attention, un diffuseur pour parfum d'ambiance est totalement inadapté. Ce type de diffuseur aromatique est fait pour les huiles essentielles, les composants du poppers sont plus épais et risquent de boucher les tuyaux. En conséquence, votre diffuseur risque de casser ou de chauffer trop fort. Le poppers est inflammable, cela peut créer un accident avec explosion, flammes, cotillons.

44.2 Un inhalateur ou un masque à poppers peut-il jouer le rôle d'un diffuseur ?

L'inhalateur et le masque fonctionnent de manière similaire, nous ne parlerons ici que de l'inhalateur. Vous imbibez un coton de poppers, vous dévissez l'inhalateur, vous y placez le coton, vous revissez, c'est prêt !

Un inhalateur permet un plaisir égoïste, puisqu'il faut le décapsuler et le respirer pour sentir le poppers qu'il contient. Il se porte autour du cou, grâce à une petite ficelle. Le poppers respiré est alors plus pur, l'inhalateur augmente les effets du poppers.

C'est pratique quand vous faites l'amour ou bougez, car il n'y a pas de risque d'éclaboussures et de poppers dermatitis.

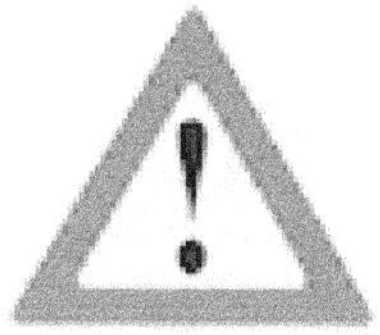

Mais **c'est un système dangereux, car on respire beaucoup moins d'air**. Et les effets ressentis sont bien plus forts, inadaptés aux débutants.

En outre, si vous l'utilisez longtemps, le manque d'oxygène peut conduire à avoir rapidement les lèvres ou les doigts bleus comme lorsque vous consommez trop de poppers !

Sincèrement je ne suis pas amateur de cette solution, elle est à réserver aux utilisateurs expérimentés, qui savent ce qu'ils font et contrôlent leur consommation.

44.3 Laisser le poppers se diffuser dans la pièce, est-ce efficace ?

En l'absence de diffuseur de poppers spécialement dédié sur le marché, notamment à cause des risques d'incendie et d'explosion, nous vous conseillons une solution simple pour diffuser votre poppers. Ouvrez la bouteille de poppers, laissez l'arôme se diffuser dans la pièce.

Si elle est petite et bien chauffée, ce sera encore plus efficace.

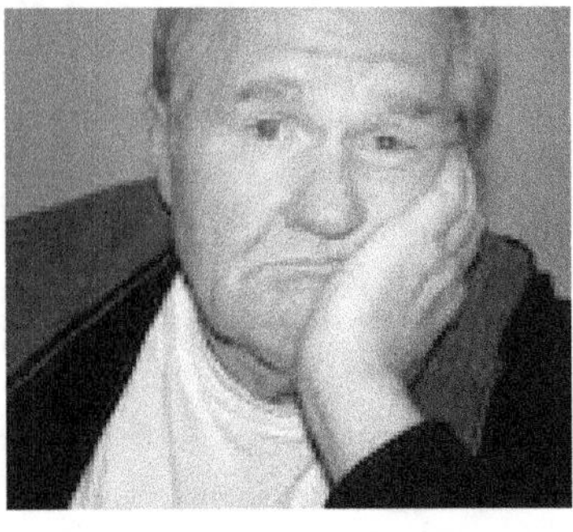

Vous adorez respirer du poppers ! Vous pourriez respirer du poppers tous les jours. Oui mais voilà, vous avez attrapé froid et vous avez le nez bouché. Impossible de respirer votre poppers fort et de prendre du plaisir comme à l'accoutumée. C'est bien simple, vous n'arrivez plus à respirer par le nez. Panique, que faire ?

Voyons ensemble les différents cas possibles.

45.1 Vous prenez des médicaments.

Je vous déconseille fortement de prendre du poppers : les différentes molécules pourraient réagir ensemble pour un résultat inconnu. **C'est dangereux, mieux donc vaut s'abstenir.**

45.2 Vous ne prenez pas de médicaments.

Prendre du poppers va affaiblir votre organisme, ce n'est pas une bonne idée.

Les vapeurs du poppers irritent vos voies respiratoires. C'est pour cela que vous toussez parfois le matin qui suit votre utilisation des poppers.

Donc non seulement vous êtes malade, votre système immunitaire est attaqué mais vous allez dégrader la situation en respirant votre poppers, renforcer la maladie, l'infection respiratoire et rester malade plus longtemps.

Il vaut mieux d'abord vous soigner, vous pourrez plus rapidement profiter de votre poppers.

45.3 Vous voulez quand même humer votre poppers, vous avez lu tout ce qui précède et vaille que vaille vous voulez LA solution.

La solution ? Respirer le poppers par la bouche ! Cette solution fonctionne parfaitement. Seul bémol, ne pas éternuer et risquer de projeter du poppers partout pour éviter le poppers dermatitis et les croûtes jaunes.

Toutefois je me répète, un organisme déjà affaibli par la maladie le sera encore un peu plus par le poppers. Ce n'est pas le meilleur moyen pour guérir rapidement.

Vous avez lu ce chapitre jusqu'au bout, vous avez bien mérité une recette de grand-mère pour soigner votre gorge et nettoyer les microbes.

1. Faites chauffer de l'eau jusqu'à ébullition.
2. Eteignez le feu et ajoutez :
3. Un bâton de cannelle,
4. Du thym,

5. 6 fines lamelles de gingembre.
6. Laissez infuser 10 minutes
7. Ajoutez une cuillère de miel et le jus d'un citron
8. Buvez chaud, 4 ou 5 fois par jour.

Bonne guérison !

46. Pourquoi ne doit-on pas utiliser du poppers quand on a de l'asthme ?

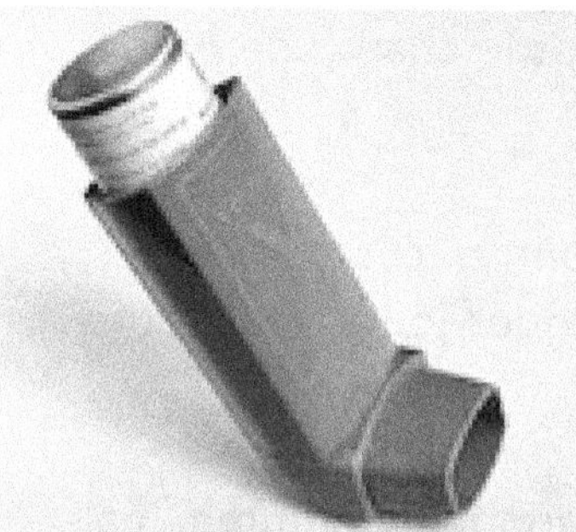

Respirer du poppers quand on a de l'asthme n'est pas la meilleure des idées. D'abord parce que vos poumons sont fragiles et sensibles aux produits chimiques irritants, donc au poppers. Vous risquez alors de sur réagir à ce produit.

Le poppers est un produit qui vous permet d'avoir une expérience sexuelle différente, plus excitante et jouissive, mais c'est aussi un produit fatiguant. Le plaisir, plus intense, dure plus longtemps que d'habitude et nécessite plus d'énergie. Cela nécessite une bonne endurance et du souffle.

Si vous avez de l'asthme ou des problèmes respiratoires, vous aurez rapidement le souffle court et sans doute plus de mal à récupérer. Si vous utilisez du poppers et que vous avez de l'asthme, faites-le plutôt le weekend ou à une période ou vous vous reposez ensuite chez vous tranquillement.
Et vous courez aussi le risque de perdre temporairement une partie de votre capacité respiratoire.

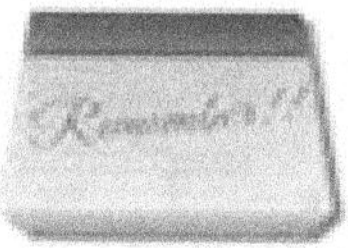

Vous l'aurez compris, utiliser du poppers quand on a de l'asthme ou des problèmes respiratoires est déconseillé.

47. Le poppers, un danger pour ma santé ?

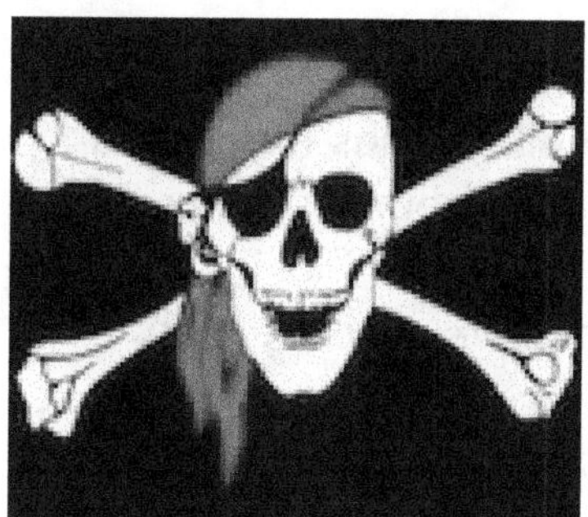

Le poppers est un produit plaisir. Que vous soyez actif ou passif, il vous donne toujours cette irrémédiable envie de faire ou qu'on vous fasse l'amour. Vous avez chaud, la tête qui tourne un peu, vous êtes détendu et en manque de sexe. Mais c'est un produit issu de la chimie.

Le poppers est-il un danger pour ma santé ? Ce n'est pas un produit anodin. Après essai, la communauté scientifique a conclu que le poppers n'est pas addictif, vous pouvez l'arrêter du jour au lendemain.

Toutefois, des tests cliniques sur ses effets à long terme n'ont jamais été menés. On ne peut donc rien conclure sur les dangers du poppers sur votre santé si vous l'utilisez quotidiennement pendant 20 ans. Les témoignages d'utilisateurs longue durée sont rares et discordants, car peu de personnes utilisent du poppers très longtemps.

- D'abord, parce qu'une lassitude peut s'installer, nous sommes toujours en quête de nouveautés.
- Ensuite, parce qu'on n'a pas toujours envie de les utiliser. On part en vacances et la vie est pleine d'aléas.
- D'un côté, certains utilisateurs, qui ont pris trop de poppers, évoquent des soucis de toux, des maux de tête liés au poppers, une congestion des poumons comme s'ils étaient grippés, une baisse des globules rouges dans leur sang ou de leur taux d'hémoglobine à l'issu d'un bilan de santé complet, l'apparition d'un point jaune dans le champ de vision, une fatigue physique. Ils craignent pour leur santé, c'est normal.
- De l'autre, des consommateurs qui ne constatent rien du tout.
- Et, à mi-chemin, d'autres usagers expliquent qu'ils ont pu rencontrer ces problèmes, qu'ils sont temporaires et disparaissent au bout d'un arrêt de quelques jours à quelques semaines du poppers.

Les soucis évoqués sont ceux de personnes qui ont pris trop de poppers. Comme, par exemple, les doigts ou les lèvres bleus qui signifient que votre sang manque d'oxygène et une surconsommation de poppers.

Alors qui croire ?
Le poppers a évidemment un effet sur l'organisme. Sinon vous n'en prendriez pas ! Ses molécules occupent temporairement la place des globules rouges dans le sang, affectent le rythme cardiaque et la pression sanguine. Les problèmes remontés par les utilisateurs très réguliers de poppers sont bien réels.
Il n'y a pas de littérature scientifique sur les effets à long terme, ni d'expériences ou d'études, mais à la lecture des témoignages, on peut conclure que les soucis rencontrés proviennent d'une surconsommation de poppers ou de produits contrefaits.

De même pour les problèmes évoqués par les personnes qui ont pris trop de poppers.
Notre organisme n'est pas fait pour ingérer du poppers à haute dose quotidienne. On peut l'habituer, voire même développer une tolérance au poppers. C'est comme si vous mangiez trop de sucre ou trop de sel, vous risquez des problèmes de diabète ou cardio vasculaire.

Conclusion :

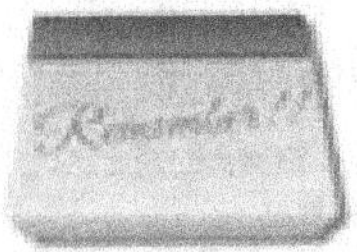

Le poppers est un produit à utiliser avec modération quand vous avez envie d'accroître les effets de vos expériences sexuelles. Vous n'avez pas besoin de poppers pour faire l'amour, c'est un plus pour accroître le plaisir, pas une nécessité.
Dans la situation actuelle, les études scientifiques ne permettent pas de conclure que le poppers est un danger pour la santé. Ou qu'il est bon pour la santé.
Consommez le poppers avec sagesse, profitez-en, mais n'en abusez pas et faites appel à votre bon sens.

48. Pourquoi mélanger le poppers et le Viagra® ou le Cialis® est-il dangereux ?

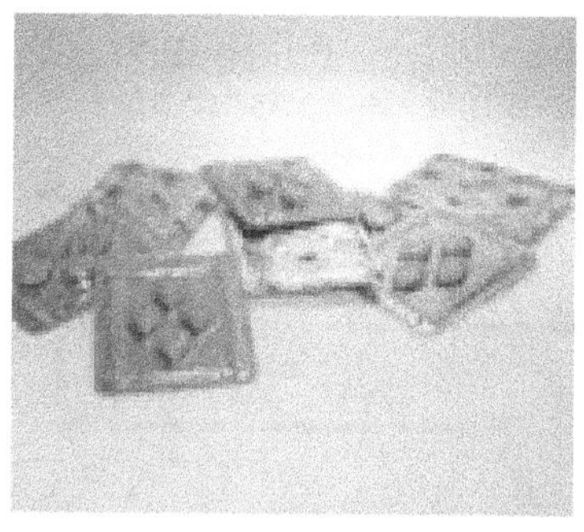

Prendre du poppers et du Viagra® ou du Cialis® en même temps est très dangereux. Les inhibiteurs ou bloqueurs de la phosphodiesterase ou PDE5 comme le Viagra® ou le Cialis® forment un mélange dangereux avec les nitrites comme les poppers. **Votre tension artérielle chute, reste très basse et cela peut provoquer votre mort ou de sérieux ennuis de santé.**

48.1 Cialis®, Poppers, qui fait quoi ?

Le Viagra®, le Cialis® et les produits similaires vous permettent de prolonger votre érection. Mais, pour cela, il leur faut bloquer l'action de la phosphodiesterase (PDE5). En effet, la PDE-5 est responsable de la dégradation du GMP ou monophosphate de guanosine dans les corps caverneux du pénis. Le GMP est la molécule qui provoque l'érection.
Si on bloque la PDE-5, pas de dégradation du GMP, l'érection est plus longue.

Les poppers, eux, sont des variantes de nitrites. Elles permettent la relaxation des muscles lisses.

48.2 Comment interagissent le poppers et le Viagra® ou le Cialis® ?

Le poppers relaxe les muscles lisses du corps, composés du système gastro intestinal situé entre votre gorge et votre anus (oesophage, intestin grêle, gros intestin, etc ...) ainsi que les muscles lisses qui relient vos vaisseaux sanguins. C'est la raison pour laquelle vous sentez une bouffée de chaleur et vous devenez tout rouge quand vous respirez du poppers.

La tension artérielle baisse au fur et à mesure que nos muscles et nos vaisseaux sanguins se détendent. Notre coeur est obligé de battre plus vite pour compenser la baisse de pression sanguine.

Cet état dure entre 2 et 5 minutes, après quoi nos muscles retrouvent leur tension initiale, le poppers est éliminé du système sanguin et notre corps revient dans un état normal.

Toutefois, si la phosphodiesterase (PDE5) est présente dans notre corps, les nitrites sont piégés et continuent leur effet. C'est le cas avec du Viagra®ou du Cialis®, qui bloque son action.

48.3 Que se passe-t-il quand le poppers et le Cialis ® interagissent ?

La tension sanguine chute mais reste basse au lieu de remonter au bout de quelques minutes. Votre coeur doit continuer à battre vite. Il n'en a pas l'habitude sauf si vous faites souvent des activités intenses ou pratiquez un sport régulièrement. Si votre organisme est affaibli, **il y a un risque important que vous mourriez ou que vous vous retrouviez aux urgences avec une tension trop faible.**

En outre, le Cialis® reste dans votre corps entre deux et trois jours - un peu moins pour le Viagra – et, durant cette période, ses effets se poursuivent. **Il est donc toujours dangereux de prendre du poppers durant cette période.**

En résumé, mélanger le poppers et le Viagra® ou le Cialis® est un danger. Si vous prenez du Cialis®, attendez au moins 3 jours avant de consommer du poppers.

49. Puis-je prendre du poppers si je suis blessé ?

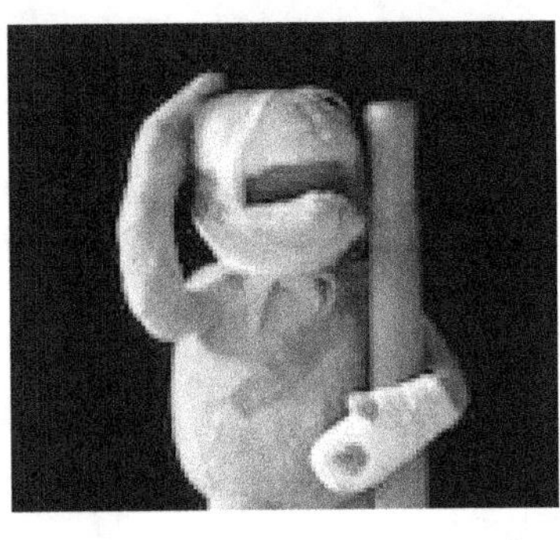

49.1 De quel type de blessure s'agit-il ?

- Vous avez une petite plaie sur le visage, dans la bouche ou sur le nez. Imaginez que vous vous êtes blessés ou que votre chat vous a griffé.
- Vous avez un tout nouveau piercing dans le nez et votre septum est fraîchement percé.
- Votre piercing est situé dans la langue ou à l'arcade sourcilière.
- Vous êtes allés chez le dentiste et il a soigné une carie.
- Vous avez des croûtes jaunes à cause d'une explosion de poppers sur votre peau.

Pouvez-vous prendre du poppers si vous êtes blessé alors que cette plaie n'est pas encore cicatrisée ?

La plaie est toute petite, ce n'est pas grave et vous avez très envie de respirer votre poppers. Malheureusement, non, vous ne pouvez pas prendre du poppers si vous êtes blessés.

49.2 Pourquoi ne puis-je pas prendre du poppers si je suis blessé au visage ?

Si vous êtes blessé au visage, dans la bouche ou le nez il ne faut pas prendre du poppers pour trois raisons principales.

- D'abord les vapeurs de poppers sont irritantes pour la peau et les muqueuses, celles du nez, de la bouche. Elles vont ralentir la cicatrisation et la formation de la croûte protectrice. Hors vous voulez guérir vite et éviter les complications potentielles comme une infection microbienne !
- Ensuite parce que la blessure permet le passage direct du poppers dans le sang, sans le sas de filtrage que constituent vos poumons ou vos muqueuses. Les effets pourraient vous dépasser par leur puissance ou provoquer un fort mal de tête.
- Enfin, parce que vous risquez en cas de faux mouvements de répandre du poppers sur votre peau. Avec un peu de malchance juste à l'endroit ou vous êtes blessés. Le poppers va alors brûler la blessure, ce qui va l'infecter, vous faire très mal et retarder d'autant la guérison. Attendez d'avoir cicatrisé pour acheter du poppers et recommencez alors à prendre du plaisir, en toute sécurité.

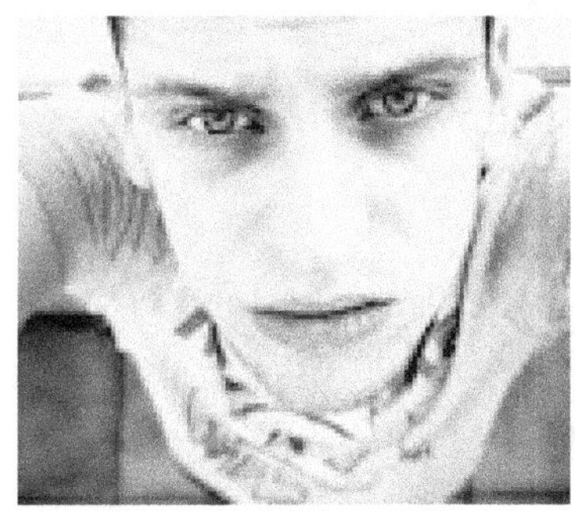

Ainsi, cicatriserez- vous plus vite et pourrez-vous plus rapidement jouer avec votre bouteille de poppers !

50. Lèvres ou ongles bleus : comment les éviter ?

Avoir les lèvres ou ongles bleus est la hantise des consommateurs de poppers. Cela s'appelle la méthémoglobine en terme chimique et c'est elle qui présente une coloration brun-chocolat bleutée et transmet cette couleur à vos lèvres et ongles.

Pourquoi à ces endroits ? Parce que le réseau sanguin y est dense et peu profond. Pour faire simple, votre corps n'est pas assez oxygéné, vous avez consommé trop de poppers. Le poppers a temporairement pris la place de l'oxygène dans le sang, vos globules rouges n'irriguent plus suffisamment votre corps.

Il va donc falloir faire une pause et fermer votre bouteille de poppers, le temps que votre corps soit suffisamment réapprovisionné en oxygène. Comptez deux à trois heures maximum.

C'est dommage, votre plaisir est gâché. Alors comment faire pour ne pas avoir les lèvres ou ongles bleus à l'avenir ?

50.1 Ingérez du bleu de méthylène

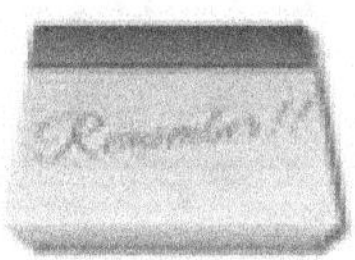

Prenez une bonne dose de bleu de méthylène avant de consommer du poppers. C'est un produit qui est connu pour lutter contre la méthémoglobine. Vous le trouvez en pharmacie sans ordonnance, en magasin spécialisé et en droguerie.

Si vous prenez un traitement ou un médicament, vérifiez soigneusement que le bleu de méthylène ne va pas interagir et provoquer des effets secondaires. Demandez à votre pharmacien, votre médecin et dans le doute, soyez malin, abstenez-vous.

C'est une solution parfaite, mais, malheureusement, vous n'avez pas toujours du bleu de méthylène à portée de main.

Voici d'autres solutions que vous pouvez appliquer pour ne pas avoir les lèvres ou ongles bleus.

50.2 Consommez votre bouteille de poppers plus lentement

Nul besoin de respirer votre poppers à toute vitesse, les effets ne seront pas automatiquement plus forts. Ainsi, si vous avez acheté un poppers fabriqué avec de l'isopropyle, les effets cessent de croître au bout d'un moment.

De nombreux utilisateurs aiment respirer leur bouteille de poppers puis retenir leur souffle 10 secondes avant d'expirer. Ils pensent que cela augmente l'effet du poppers, à tel point qu'on retrouve souvent cette consigne dans les vidéos pour popperbate.

C'est aussi une forme de jeu basé sur la respiration et une légère asphyxie, ce qui peut démultiplier les sensations ressenties mais **reste dangereux**.

Pourtant, c'est contre productif car le poppers est surtout absorbé lorsqu'il passe dans vos narines par les terminaisons capillaires qui s'y trouvent. En outre, les fumées du poppers prennent la place de l'oxygène, ce qui limite l'absorption d'oxygène par le corps. Vous aurez donc plus rapidement les ongles et ou les lèvres bleues.

50.3 Alternez inhalation rapide du poppers et oxygénation pour ne pas avoir les lèvres ou ongles bleus.

Bien que je ne recommande pas de respirer directement votre bouteille de poppers, si c'est la méthode que vous utilisez, voici un truc pour ne jamais avoir les lèvres ou les ongles bleus.

- Alternez oxygénation et inhalation rapide du poppers.
- Respirez rapidement votre bouteille de poppers, sans retenir votre souffle.
- Eloignez la bouteille de poppers, exhalez par le nez puis inhalez rapidement par la bouche ou le nez.
- Exhalez par la bouche ou le nez, puis recommencez.

De cette façon, vous avez les effets maximaux du poppers et votre organisme reste bien oxygéné.

51. Le poppers provoque-t-il des troubles de la vision ou maculopathie ?

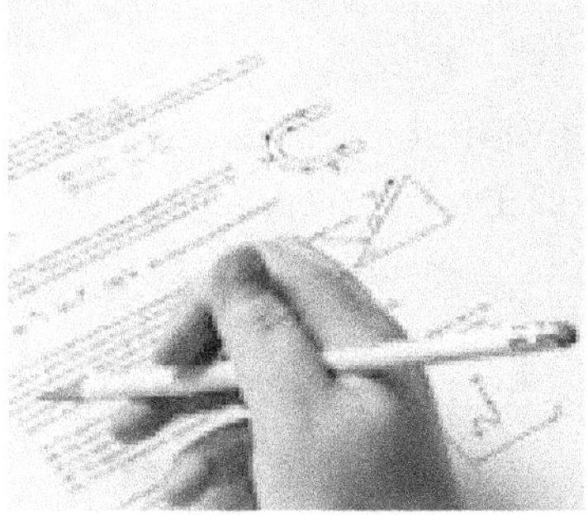

La maculophatie, c'est une perte de vision définitive ou temporaire au centre de l'oeil, remplacée par un point ou un disque jaune. Elle peut aussi se matérialiser sous forme d'une vision troublée, de distorsion de la vision ou de flashs lumineux.

Les utilisateurs quotidiens du poppers évoquent parfois le phénomène de maculopathie, dû à un usage trop intense du poppers et ou à un poppers de mauvaise qualité. Souvent c'est l'isopropyle nitrite qui est mis en cause mais en l'absence d'étude, on ne peut rien conclure.

51.1 Le poppers provoque-t-il des troubles de la vision ou maculopathie ?

Une étude publiée dans le British Medical Journal sur le lien entre poppers et maculopathie tente de répondre à cette question. Les scientifiques se sont penchés sur cette question dans une étude avec des données collectées en 2012. Les participants ont été interrogés en Australie et au Royaume-Uni.

On leur demandait, entre autre, leur âge, leur genre sexuel, leur consommation de drogue, de poppers, les fréquences d'utilisation.

L'étude a obtenu 17 479 réponses exploitables et non dupliquées.

- On a conservé les participants de l'UE (1 461 personnes), des USA (2 939), du Royaume-Uni (6 433 personnes) et de l'Australie (6 646 répondants).
- La moyenne d'âge est de 31 ans.
- Sur les 16 462 répondants qui ont accepté de d'indiquer leur sexe, 31,7 % sont des femmes et, donc, 68,3 % des hommes. Ce qui confirme que le poppers n'est pas qu'un truc de mecs !
- 90 % des répondants sont blancs.
- Enfin, parmi les participants qui ont accepté de dévoiler leurs préférences sexuelles, 81,2 % sont hétérosexuels (adieu le cliché du poppers gay), 9,2 % bisexuels, 7,6 % gays et 2 % ont coché la case "je ne souhaite pas répondre".
- 5 152 personnes ont utilisé le poppers durant leur vie dont 1 322 depuis un an et 623 un mois avant l'enquête.
- A la question " *Pensez-vous que le poppers a affecté votre vision ?* " parmi ces 1 322 personnes, 29 (2,2 %) ont répondu "Oui", 130 (10 %) " Peut-être " et 1 146 " Non " (87,8%).
- Sur les 159 personnes qui ont répondu "Oui" ou " Peut-être " on a posé la question suivante : " *Avez-vous noté l'une des choses suivantes dans les heures ou les jours qui ont suivi l'utilisation du poppers ?* "
  - 39 ont noté une vision floue.
  - 23 ont remarqué un point au centre de leur champ de vision.
  - 28 ont eu une vision fluctuante.
  - 20 ont subi des flash lumineux.
  - 10 ont expérimenté une vision déformée.
  - 5 une vision tunnel.
  - 24 ont répondu "autre chose".
- Enfin, 104 personnes ont accepté d'indiquer comment avait évolué leur problème de vision l'année passée :
  - 27, soit 26 %, ont cessé d'utiliser le poppers et leur problème de vision a disparu.
  - 10, soit 9,6 %, ont cessé d'utiliser le poppers et leur problème de vision s'est amélioré.
  - 12, soit 11,5 %, ont cessé d'utiliser le poppers et leur problème de vision est resté le même.
  - 4, soit 3,9 %, ont cessé d'utiliser le poppers et leur problème de vision a empiré.
  - 17, soit 16,4 %, ont continué d'utiliser le poppers et leur problème de vision s'est amélioré.
  - 34, soit 32,7 %, ont continué d'utiliser le poppers et ont toujours des problèmes de vision.

En conclusion, les chercheurs notent que cette étude prouve donc qu'une petite proportion des utilisateurs de poppers a des problèmes de vision. Une corrélation clinique est nécessaire pour déterminer si les symptômes reportés sont dus à une maculopathie causée par le poppers ou à une autre cause. Il faut également une analyse clinique pour déterminer à quel point la maculopathie due au poppers est fréquente et si cela est un réel danger pour la santé publique.

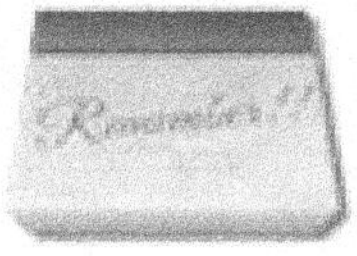

On ne peut rien conclure. A noter qu'il n'y a pas non plus de conclusion quand à l'isopropyle nitrite.

52. Comment ne pas avoir mal au crâne quand on prend du poppers ?

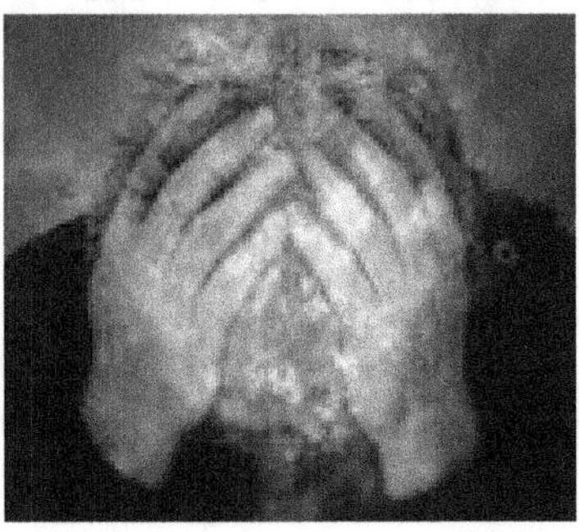

Respirer du poppers c'est facile. De même pour éviter d'avoir un poppers dermatitis. Mais le gros problème, ce sont les maux de tête ou céphalée ! C'est le point négatif qui bloque ou freine certains adeptes du poppers.

52.1 D'où vient le mal de crâne ?

Quand vous respirez du poppers, votre tension artérielle chute car les vaisseaux sanguins se dilatent. Mais elle ne chute pas partout. Sous le crâne, c'est l'inverse, car la place est comptée par le squelette. Les vaisseaux sanguins, en se dilatant, vont accroître la pression artérielle, ce qui va générer ce mal de crâne.

52.2 Comment l'éviter ?

La solution, c'est de s'adapter ou plutôt de permettre au corps de s'adapter, en y allant doucement. Les effets du poppers durent entre 3 et 5 minutes selon la molécule principale avec laquelle ils sont composés. Prenez votre temps.

- Commencez par prendre une petite respiration en inspirant du poppers et laissez agir : c'est " l'échauffement " pour que votre corps s'adapte à la baisse de pression sanguine.
- Une fois que les effets commencent à arriver, vous pouvez y retourner et prendre une inspiration plus forte ou plus profonde.
- Et ainsi de suite pendant tout le moment où vous prenez du poppers.

Par la suite, vous pourrez être tentés d'augmenter la concentration et les effets du poppers. *Regardez les chapitres détaillés dans ce livre sur ces sujets.*

Mais commencez d'abord par éviter d'avoir mal au crâne, cela ruine tout le plaisir à prendre du poppers ! Autre conseil, évitez le poppers éventé : s'il vous a déjà servi plusieurs fois, et qu'il date d'il y a plus de 3 semaines, ouvrez une bouteille neuve.

52.3 Comment soigner le mal de crâne quand on prend du poppers ?

Commencez par aérer la pièce pour renouveler l'air et chasser le poppers. Puis hydratez vous et étendez-vous. Si la douleur ne passe pas, prenez de l'aspirine.

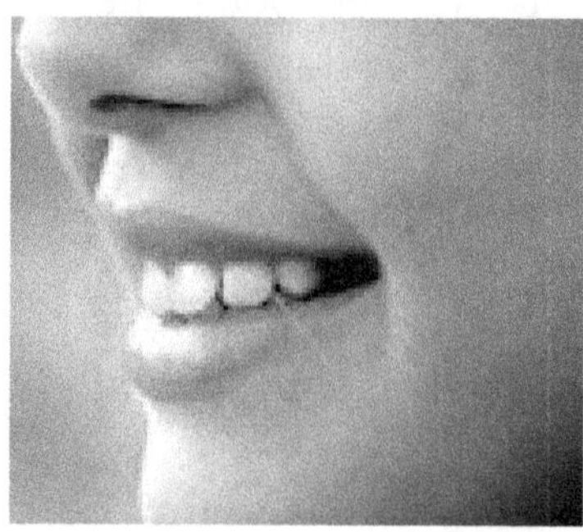

Il arrive parfois que le poppers rencontre la peau de votre nez, suite à un faux mouvement ou à un coup de rein un peu trop prononcé.

Et, là, c'est le drame !

C'est une brûlure et ça suppure un peu. Mais rien d'irréparable si vous agissez rapidement.

Voici le plan d'urgence :

1.   Rincez rapidement la peau avec de l'eau pour enlever le poppers.
2. Appliquez un produit cicatrisant pour apaiser la ou les brûlures.
3. Hydratez la peau le plus possible.

Tout dépend du degré de brûlure, mais de la vaseline, de la biafine, de l'aloe vera - par exemple un gel à l'aloe vera classique ou contre les coups de soleil - vont aider votre peau à se remettre.

- Même votre gel lubrifiant à base d'eau peut fonctionner si vous n'avez vraiment rien d'autre sous la main.
- Appliquez toutes les deux heures et ne touchez surtout pas aux croûtes (même si c'est tentant).

Seconde solution, plus efficace, passer à la pharmacie pour acheter un peu de matériel.

1. Rincez la plaie avec du sérum phy et une petite compresse.
2. Désinfectez la plaie légèrement.
3. Rincez la plaie de nouveau.
4. Appliquez un corps gras et protégez-le avec un petit pansement. Par exemple du tulle gras, une compresse ou un adhésif tissé.
5. Laissez une nuit complète, au matin il ne devrait plus rester de traces.
6. Si ça ne va toujours pas, allez voir le dermatologue ou le médecin et dites-lui ce qui s'est passé.

Les spécialistes appellent, avec ironie, poppers dermatitis les croûtes jaunes qui se forment suite aux brûlures. C'est un sujet banal, aucune honte à avoir. Après examen de la peau, le dermatologue vous prescrira le traitement adéquat, en général une crème.

Il vérifiera, entres autres, que la muqueuse nasale (l'intérieur de vos narines) n'est pas brûlée et il évaluera la profondeur et l'importance de la brûlure. Dans tous les cas, évitez les antis inflammatoires et les sprays nasaux avec des vasoconstricteurs ou des corticoïdes, généralement utilisés pour soigner les rhumes.

La durée de cicatrisation varie selon la gravité de la blessure, de quelques jours à deux semaines en comptant large.

La bonne nouvelle est que la blessure cesse rapidement de suppurer, elle devient donc moins voyante et se transforme en une rougeur avec de petites croûtes jaunes.

Votre corps fait le travail et répare la peau.

Et pour les collègues ? D'abord bonne nouvelle, pour beaucoup, " le poppers est un truc de gay " ! Ce qui veut dire que la majorité de vos collègues ne saura pas ce que c'est. Et ceux et celles qui savent ne viendront sans doute pas vous titiller, ils ont peut-être déjà vécu une situation similaire avec une petite cloque au nez dû au poppers. Partagez les mêmes embarras, ça rapproche.

Donc face à vos collègues, amis, proches qui vous posent la question, évoquez un rhume carabiné qui vous force à vous moucher souvent et vous donne le nez rouge, une allergie (vous avez fait un peu de peinture ou bricolé), une irritation (à la laine de verre, à un solvant quelconque) ou des boutons d'acné ou encore la pollution.
Ça fait l'affaire.

Plus vous le cachez, plus ça se remarque, donc présentez-le avec légèreté, expliquez que vous serez guéri dans quelques jours. Évitez le fond de teint terra cota intégral qui pourrait envenimer la situation en agressant la blessure et en empêchant la cicatrisation.

Ce qui compte, c'est que les croûtes jaunes du poppers disparaissent le plus vite possible sans laisser de vilaines traces sur votre peau.

54. Comment faire accepter le poppers à votre plan cul ?

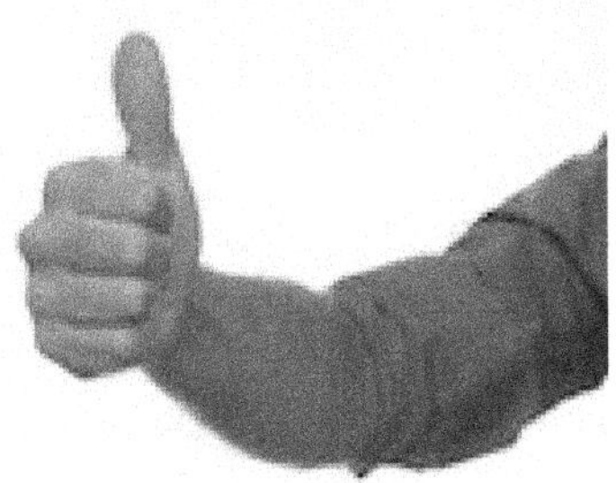

Est-ce que cette situation vous est déjà arrivée ? Vous êtes avec votre plan cul. La soirée s'est bien passée. Vous voulez tous deux faire l'amour. Excité, vous sortez votre bouteille de poppers. Vous ne l'avez même pas ouverte, mais votre partenaire vous dit que ça le fait débander. Et qu'il n'a plus envie de sexe.
Soirée gâchée. Et peut-être que vous ne ferez jamais l'amour ensemble. Dommage, non ?

54.1 Comment faire accepter le poppers à votre plan cul ?

Accepter n'est pas le terme le plus approprié.
Mais comment faire en sorte qu'il vous laisse avoir votre plaisir pendant qu'il vous fait l'amour ? Que vous puissiez sortir votre bouteille de poppers favorite du tiroir et la respirer pendant les préliminaires ou quand il vous fait l'amour ?
Dans la scène précédente, il manque une chose : la communication. Vous ne lui avez pas parlé. Vous avez supposé qu'il aimait le poppers au mieux. Ou que ça ne le dérangerait pas. Mais pour certaines personnes c'est une surprise désagréable ou un tue l'amour.

- La première chose à faire, c'est d'en parler avant. D'expliquer que vous aimez prendre du poppers pendant que vous faites l'amour. Que cela vous détend, vous rend euphorique, que vous serez brûlant de désir pour lui.
- La seconde chose, c'est de changer le moment où vous respirez votre poppers. Si le poppers dérange votre plan cul, prenez-le avant les préliminaires pour ne pas le refroidir.

En outre, le rapport au poppers change avec l'âge. Les personnes entre 40 à 70 ans ont de beaux et bons souvenirs avec le poppers. Ce n'est pas forcément le cas pour ceux entre 18 et 30 ans qui ne connaissent pas le poppers.
Enfin vous pouvez aussi montrer à quel point les poppers sont agréables.

Si votre plan cul ne veut pas en prendre ou vous faire l'amour parce que vous prenez du poppers et que ça le fait débander,, proposez-lui de vous regarder respirer du poppers d'abord. Décrivez-lui vos sensations, comment l'envie monte, dans quel état vous êtes. Cela peut susciter sa curiosité et son adhésion.

Et finalement, peut-être qu'il ne sera plus si bloqué, voire aura envie d'en profiter, en vous voyant respirer votre poppers.
Ne forcez jamais la personne. Chacun est différent.

55. Poppers et sexe : le poppers accroit-il les performances sexuelles ?

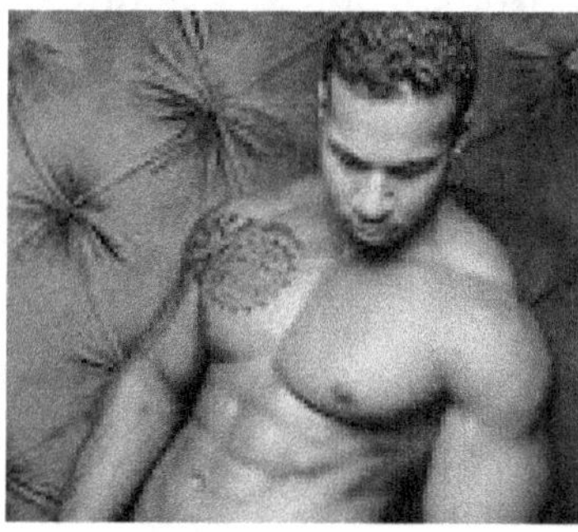

Le poppers et le sexe : une sacrée alchimie !
Certains hommes et femmes ne peuvent pas se passer du poppers pour faire l'amour avec un partenaire très gâté par mère nature. Pour d'autres, il n'est pas indispensable.
Le poppers accroit-il les performances sexuelles, comme un aphrodisiaque permet de bander plus dur et plus longtemps ?

55.1 Le poppers améliore-il vos performances sexuelles ?

Le poppers a un effet express : ses effets sexuels commencent dès qu'on le respire ou presque. C'est instantané. Parmi les effets sexuels du poppers, il y a l'euphorie, le fait de se sentir léger, une forte envie de sexe et la dilatation anale.

Les effets sexuels du poppers disparaissent au bout de 5 minutes maximum, mais c'est suffisant pour s'amuser ou pour parvenir à accomplir des performances sexuelles dont on ne se croit pas capable.

55.2 Le poppers a un effet relaxant sur les muscles de l'anus

L'effet relaxant du poppers sur les muscles lisses, présents entres autres dans l'anus, permet de vous décontracter et de vous faire sodomiser par un partenaire avec un sexe très large. Sans le poppers, il aurait certainement fallu de longs préliminaires, des caresses et une mise en confiance. Mais grâce au poppers, vos muscles anaux se détendent ce qui permet le passage sans douleur du pénis épais de votre partenaire. Le sexe se déroule avec beaucoup de plaisir.

Surprenant mais normal, c'est l'une des raisons pour laquelle le poppers est utilisé et a la réputation d'améliorer vos performances sexuelles.

55.3 Le poppers a un effet désinhibant

Le poppers désinhibe : des pratiques sexuelles qui vous faisaient un peu peur - par exemple la sodomie ou une double pénétration - vont vous paraître plus accessibles. Parce que vous n'avez pas eu mal, que vous vous sentez bien et que vous avez envie de sexe. En faisant tomber ces barrières psychologiques, le poppers vous permet de repousser vos limites et d'accroître vos performances sexuelles.

55.4 Le poppers permet une meilleure endurance sexuelle

Pour la personne qui pénètre, le poppers va augmenter la durée de son érection et retarder le moment où il éjacule. Il va être plus endurant, plus longtemps, ce qui est gage d'un plaisir supplémentaire pour les deux partenaires.

55.5 Le poppers accroit la sensation d'orgasme et de jouissance

Poppers et sexe sont intimement liés car le dernier effet du poppers est d'amplifier les sensations orgasmiques. Vous ressentez le plaisir de manière plus intense, ce qui donne envie de faire l'amour plus souvent et plus longtemps. De même la jouissance est bien plus forte, ce qui est plus agréable. Vous avez encore plus envie de rapports sexuels, c'est un cercle vertueux.

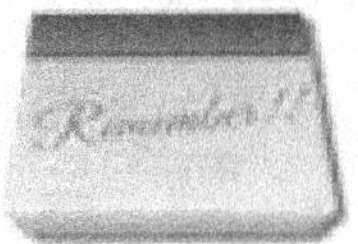

En conclusion, le poppers accroît les performances sexuelles sur de nombreux plans : des sensations plus fortes, une érection qui dure plus longtemps, une éjaculation retardée, des partenaires désinhibés et une décontraction des muscles de l'anus.

56. Comment savoir si j'ai pris trop de poppers ?

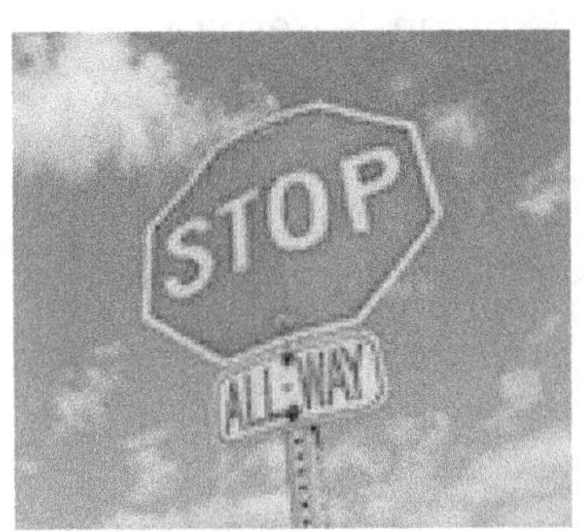

Parfois, on prend trop de poppers sans vraiment s'en rendre compte. Cela vous arrivera sans doute, car notre corps ne nous le fait savoir qu'au moment où il est déjà trop tard.

56.1 Comment savoir si j'ai pris trop de poppers ?

Vous ne pouvez pas compter sur une sensation comme la satiété ou la fatigue physique ou oculaire. Par contre, vous pouvez compter sur un changement physique : vos ongles et vos lèvres deviennent bleus. Ce qui signifie que vos extrémités sont lésées en oxygène.
Le poppers a pris la place des globules rouges dans le sang et vos lèvres et vos ongles ne sont plus suffisamment irrigués.
Une seule conclusion : vous en avez donc trop pris et devez, provisoirement, arrêter.

56.2 Que faire si j'ai pris trop de poppers ?

Dans cette situation, refermez la bouteille de poppers, levez-vous lentement, buvez beaucoup d'eau, aérez la pièce et sortez prendre l'air. Marchez doucement, votre corps souffre d'une petite anémie (plus assez de globules rouges dans le sang, le poppers a pris leur place) et peut prendre du temps à réagir.

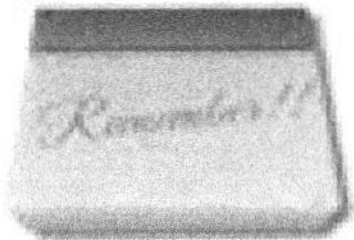

En deux heures tout au plus, la situation sera revenue à la normale, plus de lèvres ou d'ongles bleus. L'organisme élimine le poppers en quelques minutes mais la production de globules rouges prend plus de temps.

56.3 Comment faire pour ne pas prendre trop de poppers ?

Chacun est différent et possède ses limites. Votre corps comprend plus ou moins de globules rouges, vous devez apprendre où se situe votre limite.

Commencez par compter le nombre de fois où vous respirez du poppers. 3 ou 4 inspirations, c'est déjà beaucoup. Cela devrait vous suffire pour obtenir les effets recherchés.

Continuez ensuite et passez à 5 puis 6 inspirations et ainsi de suite.

N'oubliez pas de regarder vos ongles pour vérifier qu'ils ne deviennent pas bleus. Vérifiez vos lèvres avec une glace ou l'appareil photo de votre téléphone. C'est une méthode sage qui permet à votre corps de s'habituer au poppers et qui vous aide à mieux situer vos limites.

Peut-être même aurez-vous respiré assez de poppers avant que votre limite ne soit atteinte.

57. Peut-on parler de tolérance au poppers ?

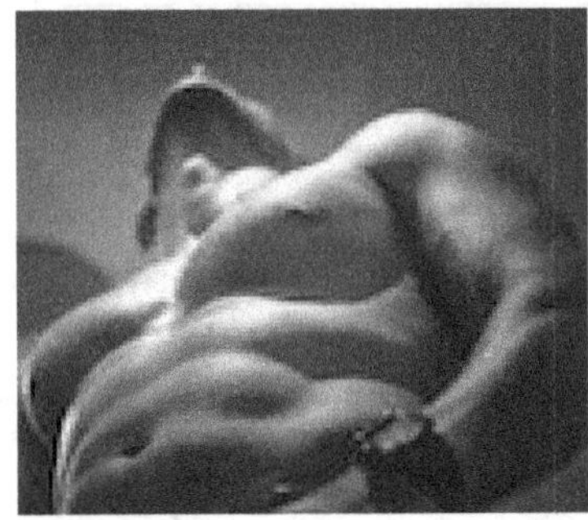

57.1 Comment fonctionne la tolérance au poppers de notre organisme ?

Comme toute substance, le poppers se tolère de mieux en mieux avec le temps, même si cette tolérance varie d'une personne à l'autre et en fonction du type de poppers que vous utilisez. Vous vous souvenez de la première fois que vous avez respiré du poppers ? Cette énorme claque, le plaisir et l'envie de sexe qui ont suivis ? C'était chaud, puissant et inoubliable. Une bouffée avait suffit.

Mais c'était il y a déjà un moment et désormais il vous faut respirer un peu plus de poppers pour obtenir le même résultat. Votre corps s'adapte. Comme pour le chocolat, vous développez une tolérance à ce que vous consommez. Si vous mangez souvent du chocolat, vous avez tendance à accroître la dose pour arriver au même plaisir. Votre corps en demande plus.

Bonne nouvelle, que ce soit dans le cas du chocolat ou du poppers, il n'y a pas d'addiction, notre corps peut aisément s'en passer, sans effets secondaires. Toutefois cela marche aussi dans l'autre sens. Si vous êtes privés de chocolat pendant un moment, un carré suffira pour vous donner un plaisir immense.

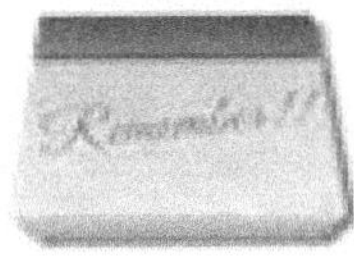

Pour le poppers, c'est exactement pareil. Si vous cessez de respirer du poppers pendant des mois - voir des années - et que vous en reprenez, vous retrouverez les effets intenses du poppers que vous avez ressenti la toute première fois que vous y avez goûté.

57.2 Quand est-on considéré comme un gros utilisateur/consommateur de poppers ?

Si vous en utilisez plus de 4 fois par semaine, que vous faites l'achat de lots, que vous vous masturbez à chaque fois pendant une, voir des heures, en respirant votre poppers pendant vos séances de popperbate, alors vous pouvez être considéré comme un utilisateur intensif de poppers.

De même si vous ne parvenez plus à avoir de rapports sexuels sans poppers.

57.3 Comment faire pour diminuer sa tolérance au poppers ?

Mon conseil ? Si vous vous rendez compte que le poppers ne vous fait plus d'effet, jouez sur plusieurs leviers. Réduisez d'abord la puissance du poppers, puis la durée des sessions de popperbate et enfin la quantité de poppers inhalée.

La recette du poppers, amateurs et débutants, passez votre chemin

58. Points de sécurité pour fabriquer son poppers à la maison

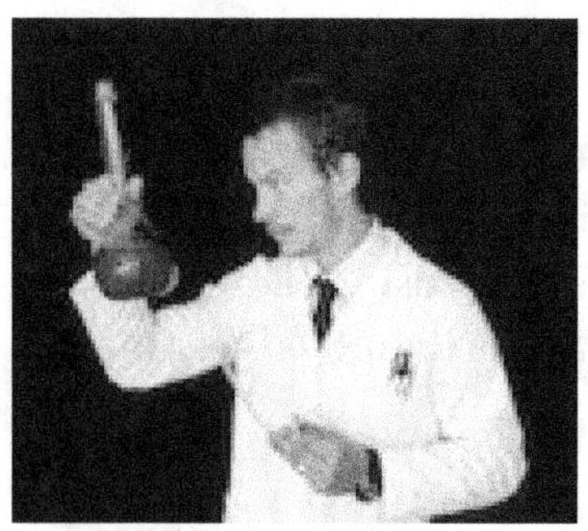

Si vous franchissez le pas et faites votre isopropyle, il y a des points de sécurité pour fabriquer son poppers à la maison à respecter.
Pour ne pas se blesser, se brûler ou respirer des vapeurs toxiques.
Lisez bien le chapitre suivant sur les équipements et produits chimiques pour produire son poppers.

Il est possible de fabriquer de petits lots de poppers en toute sécurité mais mieux vaut s'y connaître en chimie et en sécurité chimique. **Ce n'est pas un travail pour les amateurs ou les débutants.**

58.1 Premier point de sécurité pour fabriquer son poppers à la maison : se protéger

Vous allez être exposé à de l'acide chlorhydrique et l'acide sulfurique, deux composants très dangereux.

* L'acide chlorhydrique est très corrosif : il brûle les yeux et la peau s'il les touche.

- L'acide sulfurique est volatile et corrode ce qui l'entoure. Il produit beaucoup de vapeurs à température ambiante.

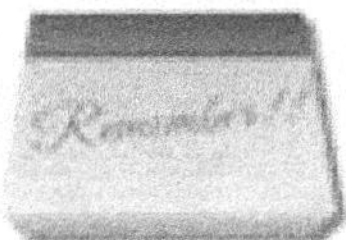

Si vous sentez une odeur similaire au vinaigre, c'est le signe que la concentration de l'acide sulfurique dans l'air est trop forte, il faut donc aérer et vous éloigner.

---

7 mesures de protection
1. Porter des lunettes anti projections pour protéger vos yeux
2. Porter un masque à gaz ou un respirateur pour vous protéger des vapeurs toxiques que certaines réactions accidentelles peuvent créer
3. Utiliser des cartouches pour masques de protection respiratoire contre les vapeurs organiques
4. Travailler sous une hotte aspirante
5. Porter des gants en nitrile pour protéger vos mains lors des manipulations : ils résistent aux alcools et aux acides
6. Enfiler une blouse à manches longues en coton pour protéger le corps et les vêtements des projections
7. Ne jamais travailler avec du métal et de l'acide, préférez du PVC, pensez par exemple au PVC souple disponible dans les magasins de bricolage

---

Vous pourrez trouver tous ces objets dans des magasins spécialisés dans la chimie ou dans des boutiques en ligne.

58.2 Second point de sécurité pour fabriquer son poppers à la maison : prévenir les accidents

Travailler avec des produits chimiques n'est pas facile et les erreurs se payent rapidement. Débordements, destruction de vos produits et obligation de recommencer, production de fumées.

Les accidents, petits ou grands, arrivent souvent.

Aussi, ayez toujours à portée de main :
- Du bicarbonate de soude en cas de déversement
- Des bandelettes à pH pour tester l'acidité d'une solution : ne reniflez jamais un produit
- Un récipient rempli d'eau glacée.

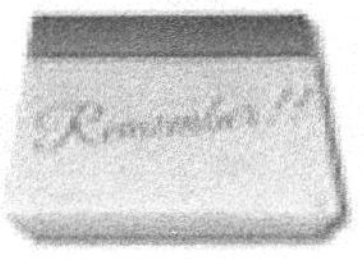

Bon à savoir

Si vous renversez un produit acide sur votre peau, plongez immédiatement la zone touchée dans l'eau. Puis sous l'eau froide d'un robinet pendant 15 minutes. Enfin, appliquez du bicarbonate de soude. Cela évitera la chaleur et les brûlures.

58.3 Troisième point : être très vigilant quand vous manipulez vos produits

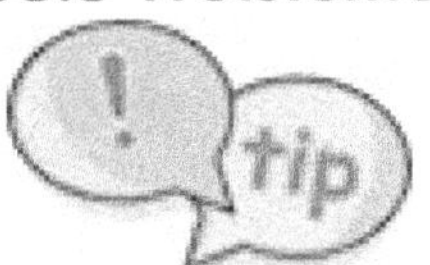

- Manipulez systématiquement l'acide avec vos gants en nitrile
- Méfiez-vous de la formation du dioxyde d'azote lors des réactions chimiques : c'est un gaz brun qui a besoin d'oxygène pour se former. Il peut causer des pneumonies, divers problèmes respiratoires. Si vous souffrez d'asthme, c'est votre ennemi numéro 1.

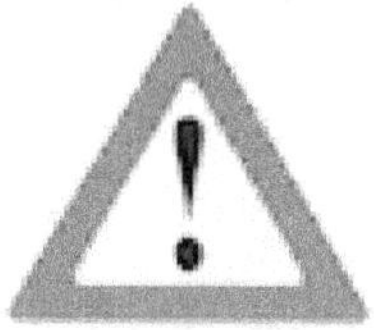

Seule solution pour s'en protéger, un masque et une hotte aspirante. Ou un masque et un travail en extérieur ou dans un lieu très aéré.
Je vous déconseille de travailler dehors car certains éléments comme le vent, les feuilles et débris, les animaux, sont incontrôlables.

- Diluez vos acides forts dans un bain de glace salé pour permettre à l'eau de descendre sous 0°C sans geler.
- Vérifiez régulièrement sa température avec un thermomètre infrarouge.
- Quand vous travaillez sur la synthèse, gardez la température de l'eau négative mais aussi proche de 0°C que possible. Une eau chaude créée trop de sous produits. Vous aurez ensuite du mal à vous en débarrasser.
- Pour mélanger vos produits ou gardez l'eau froide, utilisez un agitateur magnétique avec une plaque d'agitation magnétique. C'est le seul moyen de conserver le froid.
- Utilisez le masque à gaz quand vous séparez le produit des déchets ou collectez les produits. Par principe, gardez-le tout le temps, même si c'est désagréable.
- Le bicarbonate de soude neutralise les déchets. Mais ces déchets sont parfois encore acides et l'ajout de bicarbonate produit de la chaleur, des gaz et donc la formation de bulles et de vapeurs potentiellement acides.

59. Où trouver les ingrédients pour fabriquer son poppers ?

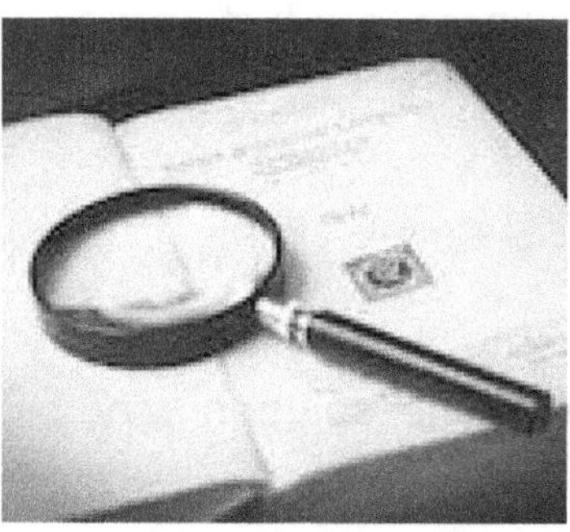

Pour fabriquer votre poppers vous avez besoin des ingrédients suivants :
Réactifs :
- Nitrite de sodium (pot de 500 ml)
- Acide chlorhydrique = HCL à 37 %
- Nitrite de sodium = NaNO2 à 40 %
- Eau distillée = H2O

Alcools :
- Alcool amylique = C5H12O
- Isopropyle nitrite = (CH3)2CHONO
- Nitrite de pentyle = C5H11ONO
- Bicarbonate de soude
- Carbonate de potassium = K2CO3

Commençons par les ingrédients le plus simple : l'eau distillée, le carbonate de potassium et le bicarbonate de soude. Ils se trouvent facilement, ils sont stables et ils conservent leur pureté dans le temps. L'acide chlorhydrique à 37 % se trouve facilement que ce soit sur les sites en ligne ou les magasins de bricolage. Toutefois, **faites bien attention à la**

concentration proposée. Si elle est différente de 37 %, la réaction se fera mais pas dans la même mesure.

Le nitrite de sodium doit être choisi avec soin. S'il est de mauvaise qualité, il va s'oxyder en nitrate de sodium (NaN03). Vous obtiendrez de l'acide nitrique. Comment le reconnaître ? Lors de la réaction, le précipité obtenu en bas du tube sera vert et non bleu. Le récipient de réaction devient trouble et non limpide. En outre, il n'y a pas de production de NOx lors de la réaction. **Vous vous sentirez léthargique et nauséeux en respirant votre poppers. Et votre temps de récupération sera plus long**. Evitez le nitrite de sodium du grand commerce, dont la pureté est aléatoire et dirigez-vous vers les sites spécialisés.

Le produit est conservé à température ambiante et la qualité est assez correcte. Achetez-en un grand pot et protégez-le bien pour qu'il dure plus longtemps. Le meilleur nitrite de sodium reste celui produit par les grands groupes de chimie. Il est accompagné d'un certificat d'analyse et il doit être stocké à -10°C.
Un produit cher et réservé aux professionnels. Si vous avez l'occasion d'en acheter, n'hésitez pas.

L'alcool amylique, le nitrite de pentyle et l'isopropyle nitrite sont les composants les plus compliqués à acheter quand vous n'êtes pas un professionnel. Vous pouvez toutefois en trouver en ligne.

Il ne vous reste plus qu'à trouver une pièce suffisamment ventilée avec un extracteur d'air et à vous procurer les équipements pour mélanger les ingrédients.

60. Quels équipements et produits chimiques pour produire son poppers ?

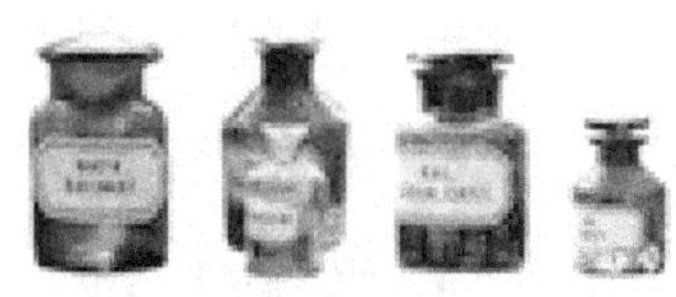

Vous voulez produire votre poppers à la maison ?
Voici une liste d'équipements exhaustive pour produire son poppers.

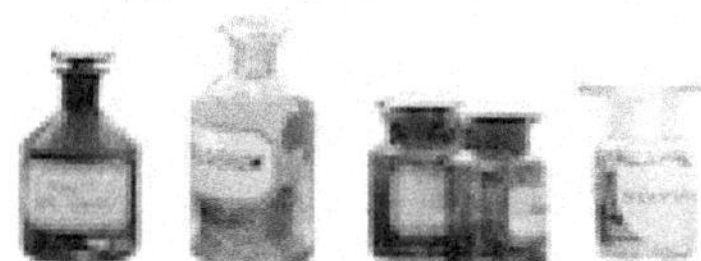

60.1 Les équipements nécessaires pour produire son poppers

- Des lunettes de protection
- Une blouse blanche en coton ou de vieux vêtements couvrants en coton qui ne craignent rien
- Des gants de chimiste pour protéger vos mains en cas de projections
- Une balance qui permet de peser à 0,1 gramme près : par exemple une balance électronique de cuisine
- Une pipette de 25 ml
- Une pompe pour pipette graduée
- Un support à tube de chimie et quelques pinces
- Un support à anneaux

- Un bécher de 500 ml
- Un bécher de 250 ml
- 2 flacons erlynmeyer de 125 ml avec leurs bouchons
- Un entonnoir d'addition
- Un entonnoir avec extension de 50 ml
- Un entonnoir séparateur de 250 ml
- Un cylindre gradué de 100 ml
- Un agitateur magnétique
- Un bol à mesurer en Pyrex de 1 litre pour bain de glace
- Un thermomètre infrarouge
- Tamis moléculaires type 4a (bâtonnet 4 8)
- Bandes de ph
- 2 pots à conserve en verre à grande ouverture et leurs couvercles pour les sceller hermétiquement : c'est plus économique que l'argon pour la conservation du nitrite de sodium.
- Une pompe à vide

Vous pouvez trouver la plupart de ces équipements en ligne sur des sites de chimie ou dans des magasins spécialisés.

61. Recette du poppers

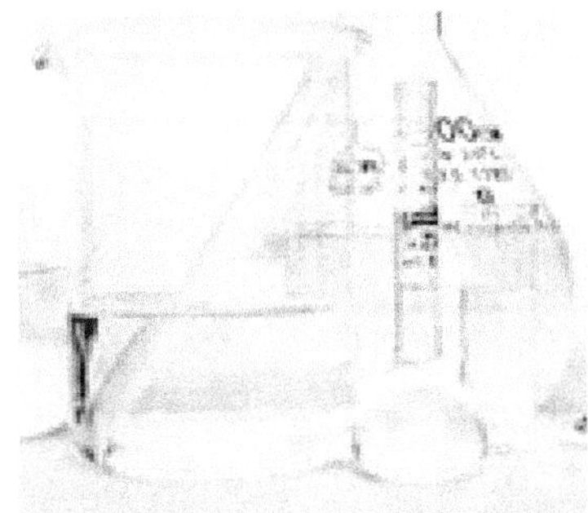

Quelle est la recette du poppers ?
Suivez le guide, je vous explique tout.

Mais, **attention, cette recette est réservée aux personnes qui s'y connaissent en chimie.**

61.1 Recette pour fabriquer du poppers : les dangers

Vous allez faire des erreurs, vous tromper, parce que vous allez trop vite ou que vous ne maîtrisez pas tout. Vous vous rappelez vos cours de chimie à l'école ? Là c'était simple et sans gros danger.

Ici, on parle d'une réaction potentiellement explosive, qui peut produire une forte chaleur et produire des gaz nocifs comme le NOx, un gaz brun rougeâtre vénéneux et qui tâche si l'égouttage est trop rapide. Vous pouvez également vous brûler les mains, la peau, si le produit déborde ou lors des manipulations des acides. En outre il est facile de brûler les alcools lors de l'utilisation de soufre sulfurique.

Enfin, le Na2So4, un sous-produit sulfurique, forme un précipité épais et boueux à basse température, qui se dépose sur l'agitateur magnétique.

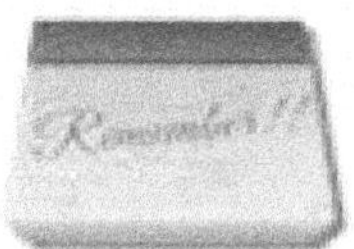

Vous l'aurez compris, le travail sous hotte de ventilation est obligatoire, tout comme le port de gants en nitrile, de lunettes de protection, voire d'un masque, si vous n'êtes pas sûr de votre hotte et, bien sûr, une bonne blouse en coton.

C'est une recette dangereuse, prenez les précautions qui s'imposent et ne la faite pas si vous êtes fatigués ou sous influence.

Astuce, n'oubliez pas de prendre des notes à chaque fois pour ne pas recommencer les mêmes erreurs et améliorer votre recette au fur et à mesure.

Notez les fournisseurs, les temps de réaction, la température, les résultats pour avoir une idée exacte de ce que vous avez fait et vous améliorer.

61.2 Etude de la réaction chimique pour préparer du poppers

La réaction est assez simple. L'exemple suivant utilise de l'alcool isobutylique et de l'acide chlorhydrique. La recette détaillée emploie l'alcool amylique.

La synthèse se fait par réaction entre l'acide nitreux produit in situ et l'alcool correspondant via un processus en deux étapes.

On utilise de l'alcool isobutylique, mais ça marche tout aussi bien avec de l'alcool isopropylique, amylique ou pentylique.

C'est une réaction explosive qui dégage beaucoup de chaleur, voilà pourquoi le précédent chapitre à propos des points de sécurité est capital.

Avez-vous lu le chapitre consacré à la liste des ingrédients et équipements nécessaires pour fabriquer votre poppers ? Si non, commencez par là.

61.3 Composants pour la recette du poppers

- Alcool isobutylique = C4H10O
- Acide chlorhydrique = HCL à 37 %
- Nitrite de sodium = NaNO2 à 40 %

- Eau distillée = H2O

L'ensemble du processus chimique nécessite environ 1h30 une fois que vous êtes rodés.

61.4 Recette pour fabriquer du poppers avec de l'acide chlorhydrique

Voici les équations chimiques pour produire environ 4 bouteilles de poppers de 30 ml.

- HCL + NaNO2 = HNO2 (acide nitreux) + NaCL (sel de table)
- HNO2 + C4H10O = C4H9NO2 (nitrite d'isobutyle) + H2O (eau)

Ce sont des équations équilibrées.

En théorie, vous avez besoin d'une quantité égale ou quantité équimolaire de chaque ingrédient. En pratique, c'est différent, il y a des pertes lors de la synthèse.
Et là, on s'accroche, la recette du poppers devient technique.

D'abord parce que votre poudre de NaNO2 peut être humide. C'est le cas si votre sachet a déjà été ouvert ou produit dans de mauvaises conditions. Il vous faudra en utiliser plus pour le même résultat, car l'eau pèse son poids.

Comptez 1,05, voire 1,1 mole, de NaNO2 et stockez le NaNO2 sous vide en utilisant un extracteur d'air. Ensuite toutes les molécules ne réagissent pas ensemble lors de la première étape. A cause de réactions secondaires, de la pression de la vapeur. Ou elles ne se rencontrent pas pendant la réaction. Comptez 1,15 mole de HCL. Enfin des pertes d'oxydation : le nitrite de sodium s'oxyde en nitrate de sodium, ce qui diminue la production d'acide nitreux.

Mais il reste de l'alcool isobutylique. Pour le faire réagir, vous ajoutez plus de NaNO2, une partie du nitrite de sodium est contaminé par le nitrate de sodium, votre rendement décroît (mais vous obtenez votre HNO2 + NaCL).

La solution ? Traiter l'alcool comme réactif limitant et faire tomber le NaNo2 et le HCL jusqu'à 1,2 mole. Vous pouvez utiliser les rapports molaires suivants : 1 : 1,2 : 1,2 (alcool à NaNO2 à HCL).

Ça va, vous suivez toujours ? J'ai mis longtemps à comprendre de mon côté !

61.5 Recette pour fabriquer du poppers avec de l'acide sulfurique

Voici les équations chimiques :

- 2NaNO2 + H2SO4 = 2HNO2 + Na2So4
- HNO2 + C4H10O = C4H9NO2 + H2O

Cette équation produit deux fois plus d'acide nitreux (HNO2) que la réaction avec l'acide chlorhydrique, en raison de la partie H2 de H2So4.

Pour le même rendement que la réaction précédente, utilisez 1/2 mole.

Vous pouvez utiliser les rapports molaires suivants : 1: 1,1: 0,6 (alcool à NaNO2 à H2So4).
En tout, la recette nécessite entre 1h30 et 2 heures pour une réaction de 0,5 mole.
Vous devriez obtenir au mieux 60 ml de poppers.
Voilà pour la théorie, passons à la mise en pratique de la recette du poppers.

61.6 Fabriquer du poppers : la pratique

Evidemment, on est tenté de faire comme pour un gâteau au yaourt. On met tout ensemble, on mélange et on fait cuire au four à 200°C pendant 30 minutes. Malheureusement, le nitrite de sodium provoque une explosion de chaleur quand il rencontre l'acide chlorhydrique ou sulfurique.

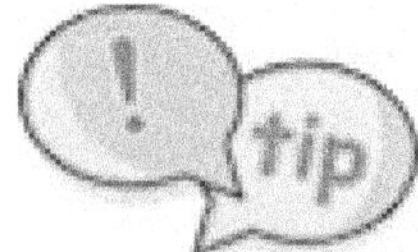

Deux astuces : utilisez un bain d'eau salé (1 volume de sel pour 3 volumes de glace) et pré mélanger. Mettez la glace dans un blender, mixez-la en neige et pesez-la. Puis ajoutez la quantité de sel adéquate.

Commencez par pré mélanger les deux solutions puis égouttez-les très lentement dans le bain de refroidissement pour que la réaction ait lieu à une température négative. Essayez de viser -12°C, en restant entre 0 et -12°C. Prenez la température avec un thermomètre infrarouge.
Si tout se passe bien, la température devrait fluctuer entre -8 et -12°C.

Normalement, cela devrait éviter la formation de NOx, un gaz brun rougeâtre vénéneux et qui tâche.

Le rendement et la pureté devraient être bien meilleurs que dans le cas d'un bain refroidissant classique. À une température aussi basse, la couche de nitrite devient bleu-vert foncé, mais revient au jaune pâle à la température ambiante.

La réaction prend beaucoup de temps, comptez 10 à 15 minutes après que la dernière goutte d'acide ne soit tombée.

Donc soyez patient, ne portez pas immédiatement votre futur poppers à température ambiante, sous peine de voir votre préparation bouillonner violemment, s'échapper du tube et dégager un gros nuage marron, nauséabond et toxique de NOx. L'odeur est pratiquement inexistante et dépend de l'alcool utilisé.

Comme d'habitude, le nitrite d'amyle est agréable à travailler, son odeur ressemble d'abord à celle du caoutchouc légèrement brûlé, puis à celle d'une légère odeur sucrée. Il évolue ensuite vers une odeur de banane, de caramel puis une odeur de pieds, celle qu'on associe avec l'amyle.

Dans quel ordre pré mélanger ? D'abord, il faut mélanger doucement avec l'agitateur magnétique, il ne doit pas y avoir de tourbillon. Laissez tomber la solution acide / alcool ou simplement acide sous la surface de la solution de NaNO2 / alcool ou de NaNO2 au rythme d'une goutte toutes les quatre secondes.

Expérimentez le pré-mélange aussi longtemps que l'acide et le nitrite de sodium sont chacun dans un pré-mélange séparé, et ne s'égouttent que lentement l'un sur l'autre, pour améliorer votre méthode et obtenir un poppers puissant de bonne qualité.

Dernière étape : le lavage et le séchage afin d'éliminer le trop plein d'eau et d'acide.

On ajoute finalement un conservateur pour ralentir la décomposition du poppers et absorber les gaz de décomposition.

Et notre recette du poppers est finie, vous avez obtenue votre poppers au nitrite d'amyle.

61.7 Recette détaillée pour fabriquer du poppers

Un exemple est toujours mieux, voici une recette détaillée avec des proportions et des astuces.

On utilise le bécher de 500 ml comme récipient de réaction.
Pour permettre au bécher de tenir droit au dessus du récipient qui contient le bain de glace, je scotche trois petits morceaux de plastique en son fond.
Ainsi il sera refroidi et pas trop loin de l'appareil qui anime l'agitateur magnétique.

Installation : l'agitateur magnétique est retenu par le support à anneaux.
Le bol à mesurer en Pyrex de 1 litre pour bain de glace se place sur l'agitateur.
Accrochez une pince sur le support à anneaux et attachez l'entonnoir et le tube d'extension à la pince.

Faites pivoter l'entonnoir et le tube vers le côté tout en déplaçant le bain de glace et les récipients de réaction.
On attaque.

1) Ajoutez 65 ml de H2O distillée dans le récipient de réaction et 41,4 g (0,60 mol) de NaNO2. Allumez l'agitateur magnétique à vitesse très lente pour éviter la formation de tout tourbillon dans l'eau.
Cela va dissoudre le NaNO2 et le mélanger les ingrédients, tout en minimisant l'ajout d'oxygène et de vapeur d'eau, néfaste pour le futur poppers.

2) Ajoutez 54,4 ml (0,50 mole) d'alcool amylique.
Si vous préparez un mélange d'alcools (par exemple amylique et pentylique), assurez-vous que la teneur totale en alcool est de 0,5 mole (si vous utilisez 3 alcools, vous aurez besoin de 0,17 mole de chacun).

3) Ajoutez 20 ml d'eau distillée dans un flacon d'erlynmeyer de 125 ml.

4) Ajoutez 49,6 ml (0,6 mole) de HCL à 37%. Bouchez le flacon.
Mettre la fiole et le bêcher au congélateur pendant une heure pour les faire refroidir.

5) Prenez des cubes de glace. Mixez les pour en faire de la neige. La neige est plus efficace pour garantir une réaction à des températures très basses, proches des -12°C.
De quelle quantité de glace avez-vous besoin ? Assez pour remplir la zone autour du récipient de réaction deux fois. Mieux vaut trop que pas assez. Le froid est votre ami, il permet de garantir une réaction lente, efficace et sans conséquences fâcheuses

6) Placez le récipient de réaction qui contient NaNo2, H2O et le / les alcool(s) rafraichis dans le bol à mesurer en pyrex de 1 litre.
Remplissez l'espace autour du récipient de réaction avec des couches alternées de neige et le tiers du poids de la neige en sel de table.

Astuce : enfilez un bonnet de bain ou de douche autour du bol en pyrex pour éviter que la neige ou le sel n'y pénètre.
Le récipient de réaction refroidit pendant ce temps.

7) Vérifiez que le robinet de l'entonnoir à robinet est fermé puis remplissez-le avec la moitié des 49,6 ml d'une solution d'acide à 37 % et de 20 ml d'eau contenue dans l'erlenmeyer bouché et préalablement placé au congélateur.
À l'aide d'un thermomètre infrarouge, mesurez la température du bain de sel et de glace. Elle devrait refroidir le liquide du récipient de réaction à environ -12 ° C.

8) Pivotez l'entonnoir et abaissez le tube descendant dans le liquide du récipient de réaction : placez l'extrémité du tube dans le liquide, juste sous la surface, là où la température est la plus chaude pour éviter qu'il ne gèle.

Astuce, notez et souvenez-vous de ce placement pour plus tard à l'étape 12, quand vous placerez de nouveau le tube descendant, vous voulez toujours arriver au même niveau (qui est juste sous la ligne liquide d'origine). Collez un morceau d'adhésif à cet endroit.

9) Ouvrez délicatement le robinet de l'entonnoir pour obtenir un débit d'une goutte toutes les 4 secondes.
Si vous constatez la libération de NO2 pendant la réaction, vérifiez que la température est assez basse et le taux d'écoulement correct.

10) Vous pouvez quitter la paillasse et revenir toutes les dix minutes pour vérifier le niveau de glace et le taux d'égouttement.
Quand le bain de sel et de glace est liquide, il faut le changer.

11) Fermez le robinet d'arrêt, soulevez et faites tourner l'entonnoir.
Enlevez le récipient de réaction.
Accédez au bol en pyrex, videz-le de son eau, replacez le récipient de réaction et rechargez le bol en alternant les couches de glace et de sel, comme lors de l'étape 6.

12) Réinsérez le tube de l'entonnoir dans le récipient de réaction, au même endroit (cf. étape 8) et ouvrez progressivement le robinet d'arrêt pour obtenir un débit d'une goutte toutes les 4 secondes.

13) Au bout de 1h30 environ, tout l'acide chlorhydrique est tombé. Soulevez et retirez l'entonnoir.

14) Retirez le récipient de réaction du bain de glace et placez-le au-dessus de l'agitateur magnétique à vitesse ultra lente (toujours même pour la raison, cf. étape 1) pendant 15 minutes.

Il ne doit pas y avoir de tourbillon. Cela empêche aussi un réchauffement trop rapide (la chaleur décroît le rendement), la réaction est plus lente et le risque de relâcher du NOx moins élevé.

A ces températures froides, la phase supérieure (nitrite) doit être un mélange vert bleu foncé et la phase inférieure (déchets) doit être d'un bleu royal dû à l'excès d'acide nitreux (qui disparaîtra lentement au bout d'environ 10 minutes).

Si vous obtenez d'autres couleurs, vous vous êtes sans doute trompés quelque part.

15) Le liquide va se réchauffer et libérer de petites quantités de NO2 (gaz brun rougeâtre, toxique) : attention à bien porter votre masque et à vous trouver dans un lieu aéré ou à travailler sous une hotte aspirante.

16) Au bout de 15 minutes, assurez-vous que le robinet d'arrêt est fermé et placez une bague de serrage sur le support à anneaux et attachez l'entonnoir de séparation.

17) Versez le contenu du récipient de réaction dans l'entonnoir séparateur et laissez reposer pendant 20 minutes.

18) Versez la phase de déchets pour neutralisation / élimination ultérieure

19) Versez le rendement dans un petit bêcher. A cause du réchauffement, sa couleur a changé et est soit jaune clair soit ambre foncé. Placez le bêcher sur l'agitateur magnétique.

20) Ajoutez 12 ml d'eau distillée et réglez le taux d'agitation sur un rythme vigoureux.
La réaction est finie, donc l'ajout de O2 et de vapeur d'eau pendant 10 minutes ne changera pas la qualité du poppers.

21) Saupoudrez 8 g de NaHCO3 (bicarbonate de sodium) dans le nitrite et laisser agir 10 minutes, le temps pour la couleur ambre foncé ou jaune clair de se transformer en jaune pâle.

22) Versez le contenu dans l'entonnoir de séparation vide (vous pouvez utiliser du papier filtre) et versez la phase résiduelle inférieure.

23) Versez le rendement dans un flacon erlynmeyer de 125 ml.
Ajoutez 2 cuillères à café de MS4a, bouchez le flacon et conservez au réfrigérateur pendant quelques heures.
Vous verrez de très petites bulles émerger du MS4a, car ses pores se saturent. Cette étape élimine l'excès de H2O du nitrite.

24) Vous devriez obtenir entre 50 et 55 ml de poppers à l'amyle.

25) Conserver dans des bouteilles de 30 ml, avec 0,6 g de K2CO3 (carbonate de potassium) et 1 cuillère à café de MS4a.

26) Ne secouez jamais la bouteille.

En conclusion

Ce guide du poppers est terminé, j'espère qu'il vous a été d'une grande aide et a répondu aux questions que vous vous posez sur le poppers.

N'hésitez pas à laisser des commentaires sur la page de ce livre et à le noter.
Vous pouvez aussi découvrir mes autres ouvrages disponibles sur Amazon !

Vous êtes parvenus au bout de ce guide, félicitations, en récompense, j'ai négocié pour vous une remise de 15% valable sur https://www.sexeshopgay.com pour acheter vos prochaines bouteilles de poppers.

Pour en bénéficier, suivez CE LIEN.

Ce site propose un grand choix de poppers, ils ne m'ont jamais déçu, je vous les recommande.

www.ingramcontent.com/pod-product-compliance
Lightning Source LLC
Chambersburg PA
CBHW080530280726
48658CB00024BB/3041